認知症医療のスペシャリストがつづる

心に残る認知症の患者さんたち

編集 河野和彦
名古屋フォレストクリニック院長

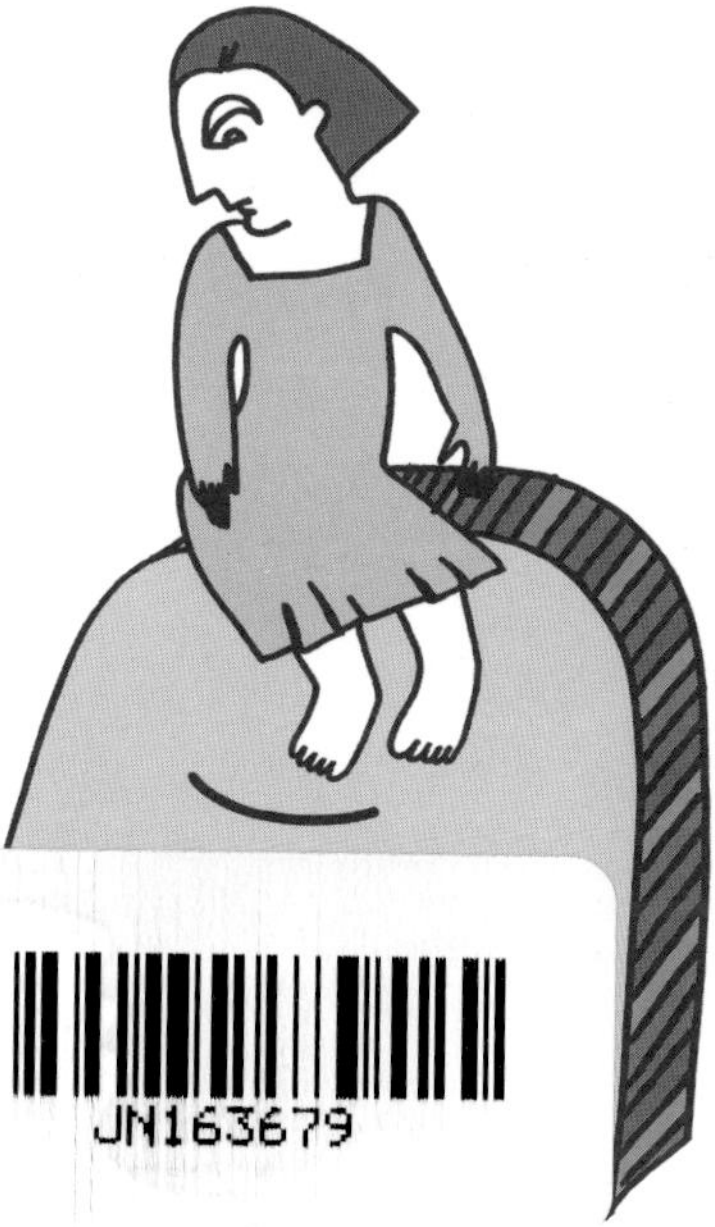

フジメディカル出版

序にかえて

裁判官の頭の中に、いろいろな事件の記憶が残っているように、臨床医・医療従事者の頭の中にも衝撃的な患者さんとの思い出が残っています。法廷では判例といい、医学では症例という言葉を使いますが、一般の方々には症例という言葉があまりにも冷酷な響きを持つかもしれません。私も一般には症例という言葉を好まず、医学書にすら患者さんという言葉を好んで書いております。

病気は患者さんの体のごく一部に存在し、医師は病気以外の残りの9割以上を占める患者さんという生身の人間とのお付き合いに配慮して対応しなければなりません。

電子カルテのほうばかり見ていて、一度も患者を診てくれなかったという話を聞きます。記録しないと正しい医療として評価されないという保険診療制度の欠点でもありますし、画像診断が普及したための弊害でもあります。

大事なことは、患者さんの趣味を伺ったり、体を触ったり、雑談すること、であるので、国民皆保険で押し寄せる大勢の患者さんへの対応で、それもままならないのが現実なのだろうと悲しく思います。

しかし、ここはひとつ崇高な考え方をして、この難局を乗り切ろうとするならば、医師が神に近づくように日々努力すればよいと思うのです。私も33年医師を務めてきました。そろそろベテランと呼ばれる域です。

限られた時間で最高のパフォーマンスを見せたければ、診断、治療の考案に費やす時間を極限に短縮して、あとは患者さんや家族との雑談に花を咲かせるのがいいのです。

私の初診患者に費やす時間は平均16分。いつも研修医に話すことは、実際の診療が1分、あとの15分を雑談にするのが究極の理想とするところです。これは神わざと呼ばれてしかるべきものです。医師はそれを目指すべきです。

雑談の中に知らないうちに記憶検査が入っていた。来る前はドキドキ不安だったのに、何をしにきたのかわからないほど、さわやかで楽しい外来だったと言わせたいのです。握手してくれる医者なんてはじめてだとよく言われます。

始終ボーとして答えず、口を開けていた老婆が、握手すると驚いたように大きく目を開けて「あったかいね～」と言います。それくらい手には鋭い受容体があるようです。東洋医学には、脈診という診察手技があります。尊敬していた故広瀬滋之先生がアトピー性皮膚炎の息子を診察するときに、その脈診が握手のようにみえました。

医者が患者を触るっていいことだなあ、暖かいなぁと思ったのを覚えています。それから私は患者さんと握手するようになったのかもしれません。相手の病状が重ければ重いほど、私は患者さんを強く抱きしめ、体を揺さぶって叱咤激励したくなります。そうしないと私の治そうとする意思が伝わらないような気がするのです。

さて、心に残る患者さんというのは、新しい医療を創造している私にとって、「現在の医療概念」を再考させるような症状を突き付けた方々です。たとえば、それはLPC（レビー・ピック複合）の疾患概念を提示せざるを得なくなった3人の女性患者さんたちでした。

彼女たちは、2日間の外来で立て続けに初診として来院されました。3人ともレビー小体型認知症と言えるような幻視とパーキンソニズムがあり、さらに2人にピック症状、1人に強い語義失語がありました。

いずれもまだ軽度の認知症でありお元気でしたので、第三期にいろいろな症状が重なってきたという状況ではありませんでした。電子カルテにどう診断名を書こうか非常に迷いました。しかし、迷っていると次の患者さんが診られません。

私は症候群名でその場をやりすごすことにしました。それがLPCなのです。さっそく認知症ブログで発表するとその後、半年の間にコウノメソッド実践医から報告が相次ぎ、LPCは認知症の約15%を示すということがわかりました。

この概念は、医療でも介護でも重宝がられました。レビーの妄想を我慢できなくなり警察に電話してしまうというピック症状、という理解ができるのです。そうなるともはや、抑制系はレビー用の抑肝散では制御できず、ウインタミンが必要であると気づくことができます。

ところが、私個人にとってLPCの道を作ったことが、のちにコウノメソッドを神経難病への応用に切り開くきっかけになりました。レビースコア、ピックスコアが両方高い患者群の中には、アームスイングがあったり明るく大きな声で笑ったりする患者がいました。どうみてもレビー（パーキンソン系）ではないのです。

それが、進行性核上性麻痺、皮質基底核変性症、脊髄小脳変性症だったのです。幸運なことに、神経内科医がこれらの診断をしてくれている患者さんが初診すると、私は宝物のようにその患者さんを触って診させてもらい、病気を覚えました。典型例だと二度と忘れない病態です。

そして、その患者さんの歩行をグルタチオン点滴で改善させ、翌週の認知症ブログに載せます。この病名は検索エンジンに乗っかり、治療法を探していた各難病患者さんの子どもさんたちが見つけます。そしてまた当院に来院してくれるのです。

「神経内科という治せない網」に、「不満という名の穴」があき、鯛が私の胸の中にたくさん泳いできてくれた。そんな気分でした。まさにブログが神経内科に風穴を開けたのです。その教えというのは、「難病はパーキンソン病治療薬だけでは治せないよ」という啓示でした。

そして、歩行治療のアセチルコリン系（リバスチグミン）、ドパミン系に続く第三の矢として抗酸化系という概念を提唱し、神経内科の教育も受けていないのに難病の治療書（日本医事新報社）を世に出すことができたのです。このような医師は前例がないのではないかと思います。

私は常々、こんなことを言います。診療業務を引退して、患者さんを一人も診なくなった日から自分は、ブログも本も一切書けなくなる。創造力もそこで停止する、と。

今さらながら、「患者様は神様です」と言うしかないと思っています。今回、この本に投稿してくださった医療従事者の皆さんも、患者さんとの出会いの中で自分が医療従事者であることの証拠を確認し、仕事できるという喜びをかみしめているのではないかと感じます。

あなたは、どんな患者さんのことを大事に記憶していますか？　それをじっくり聞かせてほしいと思います。

2016年12月

河野 和彦

目次

第2章　家族の思い、家族として　51

第3章　治療、多職種連携　81

第１章
認知症 悲喜こもごも

認知症診療のさまざまなシーンをまとめました

雪国から来た患者さん

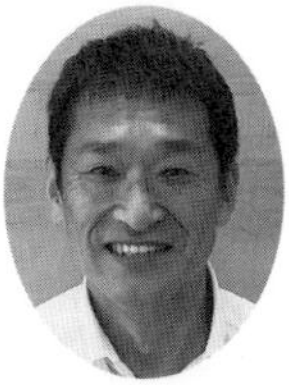

池岡 清光
池岡クリニック 医師

その人はすごく緊張しているように見えた。まだ慣れない土地で、認知症を何とか診てほしいと固い顔でしゃべる娘さんに連れられて、じっと虚空を見ていた。秋田県で一人住まいの73歳の女性。記憶力が鈍っている、話がかみ合わない、鍋を火にかけたまま外に出て大騒ぎになった、などから抗認知症薬を投与され、それ以後言うことがもっとちぐはぐになった、部屋に子どもがいるなど幻覚があるということで、雪が深くなる冬を前に、嫁いでいる大阪に一時的に娘さんが引き取られたのであった。

高血圧や脂質異常症、不眠症などへの薬も含め投薬量はかなり多い。また最近身体が動かしにくいということで診察してみると、左腕に軽い歯車様現象を認めた。もともとおとなしい性格であったということであるが、顔つきが暗く、幻覚やパーキンソン様症状、投薬が効きすぎていることなどから、レビー小体型認知症と診断した。MMSEは18であった。

とりあえず薬の量を減らすことにして、抗認知症薬も変更した。血圧も安定していたし、コレステロール値もさほど高くなくスタチンも中止した。薬の量はかなり減りますと説明すると、厚い雲から急に日光が射してきたような嬉しそうな顔をされた。娘さんは薬の量が多いので「そんなに悪いんか」と母は憂鬱そうだった、これだけでも嬉しいとおっしゃった。

2週間に一度通院されたが、会うたびにわずかずつ顔つきが明るくなり、パーキンソン症状も考えて当院の運動施設を使用していただくようにした。歩行訓練とマシンを使った軽負荷のレジスタンストレーニングである。トレーナーがつき、1回大体60分、ごく軽く汗ばむ程度の運動量であるが、今まで部屋に閉じこもりほとんど動いていなかった彼女にとっては革新的な変化である。週に2回きちんと運動に来られ、いわゆる常連さんと声を掛け合う関係にもなった。外来診察も月1回となり、付き添いの娘さんも来なくなった。

「いやあ、ほんとにようなった。ありがとう、有難う。ここへ来てほんとに良かったわ」と整った顔でおっしゃられると、僕も本当に嬉しくなった。軽度の記銘力障害はあまり改善せず、受け答えに時間がかかることもあったが、全体に明るく動きがスムーズになり、生活範囲も拡大して毎日を楽しく過ごされているようであった。

初夏を思わせる5月、彼女が秋田に帰ると話された。

「いやあ、ほんとにようしてくれました。心より感謝しております。あんまり娘のところにおんのも気を使うし、家も誰かがみんとね…」

投薬は低用量の抗認知症薬とフェルラ酸・ガーデンアンゼリカ抽出物のみ。

「これだけはないと不安」と笑っておられた。嬉しいような淋しいような気持ちになっていた僕に、秋田に帰られる前にもう一度、お土産を持ってクリニックに来られた。

「向こうでもちゃんと薬を飲んで運動するようにします。ここにあるような機械はないけど。また寒くなったら来ます」

あと数カ月。変わらない彼女と再会できることを心より願っている。

こころにある「とも」へ

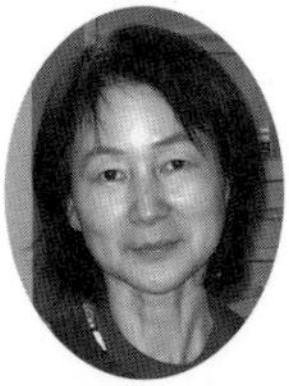

やまや けいこ
デイサービスかたらいの家・ゆう
介護職員・生活相談員

「S子さん、隣に行ってもいいかな?」

図々しくも私はそんな言葉を発していた。

「もちろんでしょう」と彼女はすぐに答えてくれた。了解してくれることはわかっていた。気持ちは通じあっているとうぬぼれていたから。

二十歳になろうとしていたある日のこと、埼玉の親友の部屋に仲良し3人は集まっていた。他愛ない会話の後、3人ごろっと寝転んで天井を見たあの日を忘れない。3人の頭が並び同じ天井を見ている、何とも言えないあのひと時。あの時のように同じ天井をS子さんと見ながら、今この瞬間を共に過ごしたいと思ったのだった。

S子さんは当初、私を彼女の姉だと思い込んでいた。「Mちゃん」と私を繰り返し呼ぶ。そのことを受け入れた方が良いのか洞察したうえで、事実を彼女に認識していただく方が良いと判断し、「私はMちゃんではないですよ」と伝えた。「嘘をつけ！」と彼女は怒っていた。彼女を混乱させてしまうことは重々承知していた。しかしそれ以上に、彼女には私が彼女の姉ではないことを認識する力があると変な確信を持っていたのだ。さらには、そのことを認識してしまえば寧ろ色々なことが良い方にいくはずだとも思っていた。その信頼を彼女は裏切らなかったのである。もちろん、認識してくれるまでにはかなりの時間を要したし、時にはお姉さんに電話をして彼女と会話をしてもらったこともあった。怒鳴り散らすこともあったが、丹念に根気強くゆっくり伝えていくうちに、少しずつ分かってくださったのである。こうして私たちは、ゆっくりとゆっくりと友になることを可能にしていったのだ。

S子さん、私はS子さんの優しさを知っている。貴女の足をさすっていたとき、私は思わずくしゃみをしてしまった。眠っているはずの貴女が目をぱっと開けて、「風邪、ひいたのか」と心配をしてくれたっけ。妹さんへの思い、弟さんへの思いで涙を流されたこと。強がりとあまのじゃくな印象の貴女の中に素直な心があることを私は知っている。S子さんの言動や態度に私が生意気にも意見すると、一点を見つめてじっと考えていたね。あれこれ葛藤をしながらも、小さな声で「そうかな?」と言ってくれた。綺麗な声で一緒に歌ってくれたこと。「歌なんか歌わないよ」と言いながら、いつの間にか懐かしそうに歌ってくれたS子さんが私は愛しくて、愛しくて、思わずぎゅっと抱きしめたくなったんだよ。そんなS子さんの優しさや素直な側面を知っていながら、一緒に働いている仲間たちに十分に伝えきれていなかったのではないか。自分に問い続けている。S子さんや仲間たちに対して心から申し訳なかったと思う。ごめんなさい。

大事にしたい何かを伝えるって難しい。価値観も感じ方も皆違うのだから。私が感じたS子さんは、誰かが感じたS子さんときっと違う。S子さんが感じた私と誰かが感じた私も、またきっと違う。その違いを伝えあい分かりあえたら、素敵な出会いになると信じている。

私のはじめての患者さん

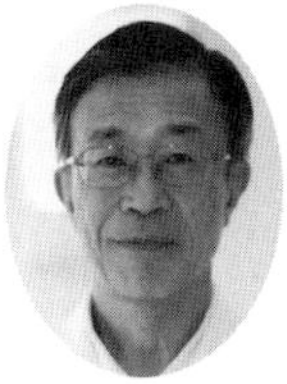

中島　勉
中島医院　医師

河野先生との出会いはもう4年くらいになります。いろんな失敗を繰り返しながら患者家族からは喜びをいただくようになりました。河野先生の本をはじから買って読破し、講演会には旅行を兼ねて参加して、ようやくアウトラインが解り始めてまいりました。

１人目の患者さんは在宅の認知症患者さん。びっくり眼（まなこ）が特徴で、急に大きな声を出したり、変なことを言っては家族を困らせておりました。娘さんが介護に熱心で、コウノメソッドにも興味をもたれておりました。そこで抑制剤のウインタミンを粉薬にて処方しました。ちょっと薬が多かったのでしょう。患者宅からコール、「うちのじいちゃんが変です」と。傾眠状態にてすぐに病院へ紹介して入院させました。点滴で元気になり、ほどなく帰宅となりました。ところが驚いたことに、自宅に帰ったおじいちゃんをみると、びっくり眼はなくなり、おとなしく変なことは言わないおじいちゃんになっておりました。家族はとても喜んでくれました

2人目の患者さんはアリセプト5㎎を外来にて処方してきた82歳のおじいさんです。医院のすぐ近くに住んでいました。今までは問題行動は目立ちませんでした。ある日の早朝、その方が隣の家のケアマネジャー宅の玄関のドアをたたきました。家の中で見知らぬ人がたくさんいて騒いでいると言うのです。もちろん家の中にはおばあさんが静かに住んでいるだけです。この時から、私とケアマネジャーとの二人三脚が始まりました。本人は四六時中奥さんのあとをついて回り、奥さんは何もできません。トイレの中の溜まっている水で顔を洗ったり、服の上にシャツを着ようとしたりして、奥さんはもうヒステリー状態です。奥さんは毎日隣のケアマネジャー宅に押し掛け、何とかしてほしいという状態でした。

ケアマネジャーもコウノメソッドを学びながら必死で薬の調合を考え、隣の家に行き薬の説明と管理をしてくれました。私もケアマネジャーの話を聞き、患者さんに合った薬の調合のために数日で薬を変更するという状態でした。それを繰り返していたころに、患者さんが傾眠状態になってしまいました。あわてて病院へ入院させました。病院では点滴をしましたが、すぐに傾眠は改善して点滴の抜去をするようになり、退院となりました。その後も幻視（隣のベッドに人がいる、虫がうようよいるなど）や暴行がみられておりました。

私とケアマネジャーの悪戦苦闘は、その後も5カ月は続きました。本当に良くなるのだろうかと思いながら、薬の調節、そして家族と本人との団らんを続けました。すぐ近くということもあり、家族と本人と一緒にお茶を飲みながら楽しく過ごしました。一進一退でしたが、病状は良くなりつつありました。

そして、５カ月が過ぎたころにはとても優しいおじいさんになり、奥さんと一緒に犬の散歩もするようになりました。本人はほとんど理解力もなく、言葉もあまり伝わらない状態でした。しかし、暖かい雰囲気と薬の調節により幻視もほとんどなくなり、穏やかな生活を送れるようになりました。

　この2人の患者さんをとおして、認知症は改善するということが私の胸に強く刻まれたのです。（薬にて傾眠状態になることは、これ以後はなくなりました）

「先生、○×△子がお世話になりました」

大角 淳一
医療法人社団健育会竹川病院
回復期リハビリテーションセンター 医師

前任地で認知症外来を担当していた時のお話です。

恩師・河野先生からの診療情報提供書を持参され、奥様とお嬢様に付き添われて車椅子で来られました。

「持病（重篤な心疾患）もあるから名古屋まで行くのが大変で、と申し上げたらこちらをご紹介いただいたので…」

とおっしゃるお嬢様の横でコックリコックリ…。

「すごく良くなっていたんですけど、ここ数日、こんな調子でご飯も口にはいらないんです」

では、畏れ多くも恩師の処方ですが、ちょっと加減しましょう、といってメモをお渡しして、その日は点滴をした後にお帰りいただきました。

2週間後、「いやぁ、先生、絶好調ですよ。」と元気な声。独歩でスタスタと診察室へ。

「絶好調なんですよ、先生。車乗っちゃだめですかねえ」

「先生がいいって言ったら運転するんだって、朝からこればっかり。ダメですよね、先生」

「うーん…、やっぱりドクターストップですね」

「ええ、ダメですかぁ…。なんとかなりませんかねえ、えへへ…」

それからも毎回。

「今日も絶好調です。先生、車…」

「いや、ダメですよ。辛抱してください」

「やっぱダメかぁ、えへへ…」

の繰り返しでした。

さて数カ月後。「今日も絶好調です。先生」のあとで、急に真面目な表情になって、

「先生、先日は、○×△子がお世話になりました。ありがとうございました」

「は？」

キョトンとしていると、奥様が、

「○×△子…、主人の紹介状に丁寧なお返事くださって、検査入院させてくださいましたでしょ。安心してご飯食べられるって喜んでいましたよ」

えっ⁉電子カルテを急いで検索すると…、○×△子さん…、そうか、ついこの間嚥下評価と訓練・介護指導のために短期入院された方…。紹介状？スキャンされた手書きの紹介状の差出人…、間違いなく、目の前のその方でした。自分はこれまで大先輩の内科医を…。全身から冷や汗がどっと噴き出て顔面真っ青のち真っ赤…。どもりながらも努めて冷静を装って、

「いえいえ、十分なお手伝いが出来なくて申し訳ありませんでした」

「先生、車は…やっぱダメですよね」

「…はい、やっぱダメですね」

それから間もなく、朝出勤したところを呼び止められて、振り向くと、その方のお嬢様でした。

「先生、数カ月ですけど、父が本当にお世話になりました…。昨夜、急に調子悪くなって救急車でCCUへ直行したんですけど、今回は間に合わずに亡くなりました」

仰天して、言葉も出ず立ちつくしていると、

「先生方のおかげで、父は半日だけですけど、外来診療も出来るようになったんです。『これからは俺も認知症の患者さんも診なきゃいけないな。河野先生たちには追いつかないけど勉強してまだまだ頑張るぞ』って、晩ご飯のときは毎日その話でした。本当に、本当に、ありがとうございました」

心に残る患者さん2人

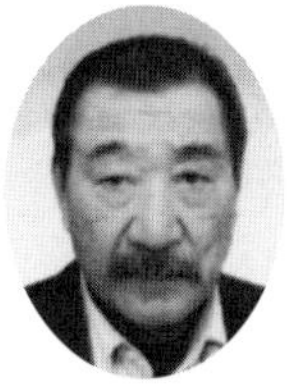

國政 郁哉
森下病院認知症外来 医師

物忘れ・認知症外来の第一号患者さん

患者さんは73歳の女性、スーパーマーケットのパート職員、人口6万人くらいの市に住む独居婦人、背がスラリと高く、色黒だが目鼻立ちのはっきりした中々の美人、これまた美人の娘と孫娘の同伴で現れた、この街で私がオープンした物忘れ・認知症外来の第一号患者さんであった。

早速問診を始めると、最近よく物忘れをするので職場でいじめにあっている、将来が不安になってきた、毎日が物悲しく、憂鬱で、自殺念慮もある、考えがまとまらない。改訂長谷川式簡易知能評価スケール（HDS-R）は

21点。遅延再生は1／6、保続はなし。時計描画テスト（CDT）は正常。何か目に見えることがありますか？と聞くと、幽霊が見えて怖いという。幻視だと判断した。身体診察所見では、手指の振戦はなく、歩行は正常、アームスイングも正常、姿勢も正常、ただ上肢に歯車現象が最初に少し感じられ、すーっと消える。つまり、コウノメソッドでいうファーストリジッドがあった。

ここまでくると、アセチルコリンの減少、セロトニンの減少、ドーパミンの減少をイメージすることができ、この症例の診断はレビー小体型認知症（DLB）だと思った。ちなみにレビースコアは10点であった。脳CT所見は、側頭葉、海馬の萎縮は＋1、頭頂葉の萎縮は＋2～3、前頭葉の萎縮は＋1程度（フロンタルレビー？）であり、DLBの臨床症状と矛盾しなかった。治療としては抑肝散7・5gで2週間後に幻視が消失、ジェイゾロフト（25㎎）1～3Tで、まず不安が消失し、次にうつ症状が3週間後には軽減した。リバスタッチパッチ4・5㎎でHDS‐Rは3カ月後には23点と改善が見られた。

現在本人は日常生活に殆ど支障なく、家族ともどもニコニコ顔であるが、今後本人、家族がさらなる認知能力アップを望めば、フェルラ酸・ガーデンアンゼリカ抽出物等のサプリメントも検討したいと思っている。

　この第一号の患者さんの治療成功例が、非常にラッキーだと印象に残っていることのほかに、この家族が外来に現れて、我々に見せる、和気あいあいとした家族愛がなんとも微笑ましく、我々もほのぼのとした気分になる。ファミリーっていいものだなと思う。この点で、このケースは、私にとって忘れ得ぬ患者さん、家族となった。

まだ決着のついていない患者さんこそ、忘れ得ぬ患者さん

　患者さんは76歳の女性、よく転倒するというのが主訴であったが、HDS-Rは25点で、本人および家族に物忘れの自覚症状はなかった。歩行は小刻み歩行、すり足歩行というよりはヨチヨチ歩行であった。上肢に歯車現象はない。項部硬直もなし、下肢のウェストファル現象もなし。つまりこの患者さんは、パーキンソン病ではないと思った。さらによく聞くと、膀胱直腸障害があり、著しい起立性低血圧（収縮期血圧１３０㎜Hgが70㎜Hgに低下）、

膝蓋腱反射は亢進、タンデムゲイトは不可能（小脳運動失調）。

　これで多系統萎縮症（ＭＳＡ‐Ｃ）と診断したが、転倒を頻回に繰り返して顔面に皮下出血がひどく、家族が地元の総合病院の脳神経外科、神経内科へ紹介希望。紹介状への返事はＭＲＩで異常なく、シャイ・ドレガー症候群とオリーブ橋小脳萎縮症（ＯＰＣＡ）との診断であった。これは病理学的にいうと、ＭＳＡという神経変性疾患になることを家族に説明した。なお、この患者さんは、もう一つ、５年前から、あらゆる鎮痛剤が無効の頸肩腕の原因不明の疼痛を抱えており、サインバルタも無効であり、ある大学病院の神経内科へ検査入院となった。

　このような、まだ決着のついてない患者さんは、次にお会いするまで我々医師はつねに心配しており、忘れ得ぬ患者さんとなる。

　ＰＳ　脳ＣＴ、小脳も含めて特記すべき所見なし。

「認知症だからもう治らない」の慚悔

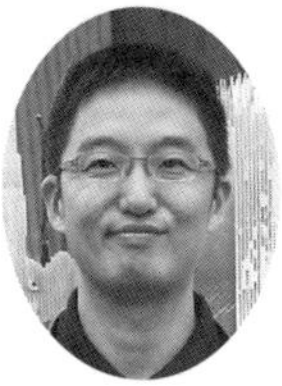

井岡 大輔
コンパスクリニック大宮総合診療部　医師

通常、患者さんが元気になれば医師は嬉しく思うものである。だが、私は逆に苦しい思いをした。以前の職場での経験である。

Kさんという85歳の女性がいた。ある秋の日、突然意味不明なことを言い出して某大学病院へ搬送された。各種の画像検査が行われ、老年医学が専門の教授は「アルツハイマー型認知症によるせん妄」と診断し、ドネペジルとメマンチンの内服を開始した。言動は徐々に粗暴になり、内服薬が最大量に増えても改善せず、看護師に噛み付き、昼夜を通して叫びまくり、ついに（強制）退院となった。もう来ないでください、とも言われたという。いわゆるブラックリスト入りである。

こんな状態では家でも生活できないため、老人ホームへ入ることになった。在宅医が同内容の処方を継続したが、それでも状態は変わらない。そこへ私が転勤してきて、診療を引き継ぐことになった。

初めてKさんに会ったのは老人ホームの居室だった。ベッドの上で腕を交差して眼を見開いていた。（ツタンカーメンだ）と思った。話しかけたが唸り声を上げるだけで返事はなく、血圧を測ろうとすると容赦のない鉄拳が飛び、私の眼鏡も飛んだ。「認知症だから、これ以上治らないですね」とコメントして辞去した。背中に突き刺さる家族の視線が痛かったが、自分の知識では今の処方内容しかないと思ったし、まさか大学病院での治療方針が誤っているとも思えなかった。しかし釈然としないものがあった。

診療所に帰ってから認知症の教科書を読んだが、やはりドネペジルを増やせとしか書いていない。インターネットで思いつくままのキーワードで検索を始めると、コウノメソッドなるものに出くわした。Kさんの姿を思い出しながら読み進めていくうちに、抗認知症薬を増やしてはならないケースが存在するのではないかと感じた。急に恐ろしくなり、老人ホームへ電話し「明日からドネペジルとメマンチンは中止して下さい」と伝えた。

２週間後の再診時、Ｋさんは別人のように穏やかになっていた。入浴時に不機嫌だというので、コウノメソッドの通りにクロルプロマジンを微量だけ飲んでもらったところ、次の２週間後には貴婦人のように上品になっており、「おはようございます」と笑顔で挨拶された。施設職員も家族も感激していたが、私は背筋が寒くなった。減薬するだけで劇的に改善する認知症患者さんがいる、これまで自分はそれに気づかず、どれだけ多くの認知症患者さんへ無思慮に薬を出し、機械的に量を増やし、具合が悪くなっても「認知症だからもう治らないね」と言い続けてきたのか…。

その後もＫさんは平穏に過ごしていたが、ある日肺炎で亡くなったと伝え聞いた。今でも忘れ得ない患者さんの一人である。

医療に翻弄された小老女

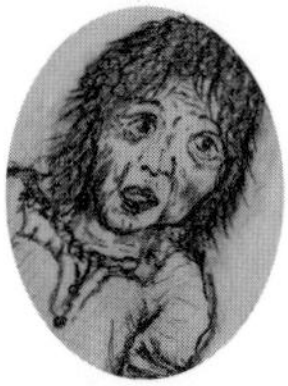

腰原　公人
かがやきクリニック川口　医師

平成24年9月、グループホーム入居のために診察室に入って来られた83歳の女性（タイトル枠内に似顔絵あり）。車いすにぼーっとした表情で座り、体は左側に傾いて、何とか座位を保持している状況だった。5年ほど前から、いくつかの体調不良を訴えはじめ、うつ的な言動が多くなったとのことだった。1カ月前から、他人の声や人の姿を訴えるようになり、精神科を受診されてリスペリドンが処方されていた。目の大きい女性だったが、その瞳はうつろで話す声も小さく、何か彼女の周りには目には見えないが、霞んだシートで覆われた別の世界があるような印象であった。まさしく、薬剤が原因のパーキンソン症状の中に落とし込まれている渦中の被害者であった。

グループホームの入居に当たり、リスペリドンは中止、レビー小体型認知症に対してはリバスチグミン、幻覚に対しては抑肝散に変更した。やがてグループホームでの生活にも慣れて、施設の介護者や入居者とも笑顔で話せる精神状態に回復していった。「今日は元気に廊下をスキップしたんですよ」という介護スタッフの報告も聞けて、「よかったね」と私は笑顔で答えていた。

1年少し経過したある日、「入院しました、転んで骨折したんです」という連絡が施設からあった。幸い、整形外科の手術は無事に終了して、ご家族からもこれで退院してからはまたグループホームに戻る予定と聞いていた。ところが入院先の内科の医師がリバスチグミンは食欲低下するという誤った理解から、手術後に中止していたのだ。手術後には体力をつけるためにも頑張って食べて欲しいのに、リバスチグミンの突然の中断に意欲低下も重なり、意識ももうろうとしてほとんど経口摂取ができなくなっていった。そして医師はDNR（Do Not Resuscitate）、すなわち延命治療はしませんと宣告したのである。経口摂取ができていない状況で、十分なカロリー補給を試みようともしない日々が経過していった。この間にご家族と相談し、とにかく一刻も早く病院を退院させて高齢者住宅に入居してもらい、訪問診療に切り替えて、認知症治療の再開、意識状態の回復を目的にシチコリンの点滴を行うことにした。

家族から、病院に退院希望を伝えていたが、退院の日程調整に1週間ほどかかり、退院予定の2日前、彼女は帰らぬ人となってしまった。笑顔で過ごしていた人が骨折を契機に入院、術後に経口摂取ができなくなったからと、DNRを宣告される。DNRという言葉が安易に使われる医療現場、尊厳死という患者さんの視点からではなく、医療側の非積極性とその保身から使われていないだろうか。

初めてお会いしたとき、そして笑顔でグループホームにいたときの表情が今でも忘れられない。切歯腐心の思いがよみがえってくる。

なんで？

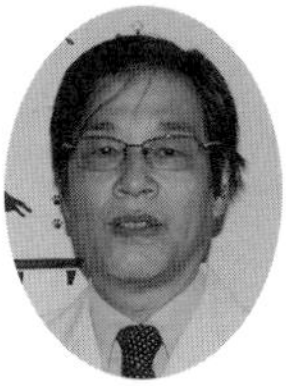

時吉 浩司
医療法人ときよしクリニック　医師

仕事で単身赴任していた娘さんが久しぶりに帰国すると、人が変わったように怒りっぽく、歩行もおぼつかない母親を見て、あわてて当クリニックを受診したそうです。当時75歳の彼女は、心療内科でスルピリドとドネペジルを処方されていました。「薬物過敏をともなうレビー小体型認知症だ」と思って、スルピリドは止めて、ドネペジルは３㎎の錠剤を半分に割って飲んでもらいました。当時、認知症の薬はドネペジルしかなかったからです。軽い幻視には、抑肝散で対応しました。１年半後、幻視はなくなり、一人で歩けるようになり、娘さんも安心して単身赴任で仕事ができると喜んでいました。

ところが、次に訪れた彼女は、目つきが変わり会話も通じない、まるで別人でした。「せん妄?」「どうして?」と、たずねてみると、大学病院の眼科で白内障の手術を勧められ、いわれるがまま、入院、手術を受けたそうです。ところが、その日の夜に病室で大暴れをし、病院からの連絡に、娘さんは仕事を辞めて、大急ぎで帰国したそうです。

高齢者は、環境の変化でせん妄をおこしやすい。とりわけ、レビー小体型認知症は意識状態が不安定なため、よりせん妄をおこしやすい。「なんでこんなに安易に入院するの」と、後悔しても仕方がありません。歩行障害が悪化するのを覚悟のうえで、ハロペリドールを処方し、シチコリン注射もおこないました。

薄氷を踏むような思いの治療もうまくいき、幻覚もおさまり、顔つきも穏やかになりました。「だいぶ良くなりました」と、娘さんの言葉に、右に傾いている彼女を見て、ハロペリドールを減らしていこうと思った。その時です。「今日、入院して反対の目を手術します」

彼女の言葉に、口から出たのは、「なんで?」の一言でした。「よくなったので手術しましょう」と、大学の先生にいわれ、どうしても入院すると言ってききません。祈るような気持ちで診察室から送り出しました。

残念ながら、祈りは通じず、翌朝、娘さんから電話がありました。

「昨晩、さっそく病室で大暴れをして今朝、病院から返されてきました」

家に帰ってからも、昼夜を問わずベランダに出て、「殺される」「たすけて」と大声で叫ぶため、やむなく精神病院に緊急入院させました。

その後、何とか精神病院を退院できたそうですが、歩くことができなくなってしまいました。そのため、在宅介護は断念して施設に入所することになりました。

入院さえしなければ、まだまだ自分の足で歩けたかもしれないのに、娘さんも仕事を辞めなくてよかったのに。後悔は尽きません。

その日以来、レビー小体型認知症だけでなく、高齢者が受診した時には、「できるだけ入院しないように」「どうしても入院しないといけなかったら、すぐに帰ってきなさい」と、必ず言うように決めています。

9カ月間の安らぎ ―レビーピック複合の1例

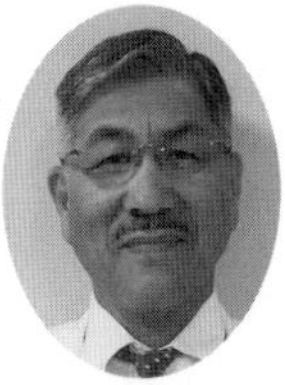

大平 政人
介護老人保健施設萩の里 医師

認知症の患者さんで、最も心に残る人は伊豆半島の付け根に住むKさん、80歳であろう。この患者さんは名古屋フォレストクリニックの河野和彦先生からの紹介であった。

我々の施設では少量薬物療法を始めて4年になるが、3年前に第32回日本認知症学会に発表する機会を得た。偶然にも学会場で、その河野先生とお会いすることができて感激したことを覚えている。

それからしばらくして河野先生より、Kさんの紹介を受けたのである。

伊豆にあるA病院に入院中のレビー小体型認知症のケースで、せん妄状態が見られ、デイケア、ショートステイ利用者から苦情あり、精神科の病院へ入院となっていた。しかし入院後、ベッド上に拘束ベルトがなされ、ほとんど寝たきりにされていた。その非人道的扱いを見て娘さんが、河野先生へ相談されたのである。

２０１４年7月29日に、その病院へ訪問調査に行くこととした。私を含めて3名で行ったのだが、医師の訪問を伏せていたため、私が名刺を差し出した途端、対応に出たナースは表情が険しくなった。さらに投与されている薬剤の内容や拘束の必要性などを聞いても要領を得ないのである。患者さんを診察し、帰り際に疲れ果てたナースの嘆き節が遠くで聞こえた。最後まで担当医には会えないままであった。

同年8月4日に当方へ入所となり、ピックスコアをチェックすると5／16点であり、経過から見てレビーピックコンプレックス（ＬＰＣ）と考えられた。

そこで入所後、ウインタミン18㎎（朝10、夕8）より開始し、症状が落ち着き、10日目にはウインタミン10㎎（朝4、夕6）となった。もちろん抑制ベルトは夜間はフリーとし、日中は車いすで自走する時のみベルトを使用した。自分の足を使って病棟中を自由に移動され、その姿を見て家族の表情も和んでいった。

入浴も来てすぐに入ってもらい、5カ月ぶりにさっぱりとした雰囲気となった。表情もとても和やかとなり、当施設へ来て本当に良かったと家族から感謝の言葉をいただいた。

症状が落ち着いたため、2~3カ月過ぎてから地元のI市へ戻ることが可能か、老健施設やデイケアなどをあたってみたが、疾患のことを知らないこと、薬物を使っていることなどが影響し、次の行き先が容易に見つからなかった。

これらの理由から、キーパーソン（長女）やその夫が約2時間かけて週末などにこちらへ来ることとなった。久しぶりに見る穏やかな時間だと述べられたことが印象的であった。

2015年となって、地元の特養で2泊3日のショートステイなら受け入れ可能ということで、久しぶりに実家近くへ戻ることができた。

３月初めに一度、嘔吐して窒息することがあったが通常の状態に回復した。ところが５月16日朝、突然急変にて駆けつけると、既に冷汗ありチアノーゼ、心肺停止となっていた。高血圧、脳内出血などの既往はあったが、死因は不明であった。しかし約９カ月間、真の安らぎを得られたと言ってくれたのがせめてもの幸いだった。

語る弔辞

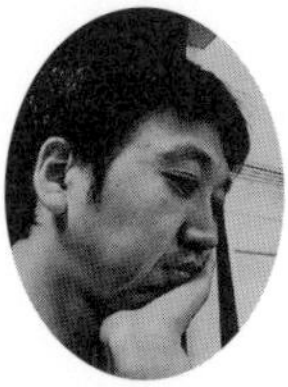

松嶋　大
ものがたり診療所もりおか　医師

人生初の弔辞が患者さんへ向けてなんて、ボクらしいと思う。

「コウイチさん、出会えて本当に光栄でした。また天国でお会いしましょう」

このように結んだと記憶しているが、残念ながら定かではない。遺影に向き合ったボクに原稿はなく、本能そのままに語り、語りの記憶は涙で洗い流されてしまったから。

コウイチさんは重度のレビー小体型認知症を患っていた。

晩年は寝たきりで、胃ろう栄養、中心静脈栄養を受けられた。入院がお好みではないコウイチさんは、サチコさん（奥様）の愛情溢れる介護を受け最期まで自宅で暮らし続けた。

人間は必ず死ぬ。それは分かっているし、まして徐々に弱っていくコウイチさんの傍にいれば、医学の専門家である私は誰よりも分かっていたつもりだった。覚悟は決めていたつもりだった。しかし、呼吸が止まったとの第一報にはやはり茫然自失だった。

ご自宅に到着すると、サチコさんやご家族はもちろん、多くの仲間たちも駆けつけていた。ボクは涙をなんとかこらえつつ臨終を宣告した。

「先生、いろいろな物語があったね〜」とサチコさんがボクに語りかけてくれた。

様々な物語があった。臨終を迎え生物としての命は終えたとしても、ボクのココロの中では物語は続く。ただし、一旦は物語を中締めする必要があるだろう。それには儀式が欠かせないと思った。

「私に弔辞を読ませてくださいませんか?」

人生初の弔辞が自分からの依頼というのもまた、ボクらしいと思う。

弔辞は「読む」ものらしい。

私は公の場で話すとき原稿を用意しないことがほとんどだ。つまり、読まない。ただし、今回は失敗が許されないし、何より弔辞は「読む」ものらしいから、しっかり原稿を作ろうと決めた。

原稿はいつもの場所で考えることにした。一人、車で移動中のとき。声に出して自分に語りかける。いつもはこれでうまくいく。

今回は駄目だった。「コウイチさん…」と弔辞冒頭の故人への呼びかけの瞬間、たくさんの物語が走馬灯の如く頭を駆け巡り、灯りが一瞬のうちに涙へと変わる。

人間の目にワイパーはないから、涙が溢れた瞬間に目の前が見えなくなる。危ない！事故って私も弔辞を読まれる側になるのもマズイので、原稿を書くのも、弔辞を読むのも止めて、弔辞を「語る」ことにした。（赤塚不二夫氏の葬儀でタモリ氏が白紙の弔辞を読んだという手があったじゃないか。ボクも真似よう！）

葬儀当日、ほぼ予定通り、ほぼ白紙の弔辞を手に、「読む」ことなく語り切り、コウイチさんとの物語を中締めできた。

一つだけ予定通りではなかったこと、それは、弔辞を語りきれたこと！私の家族も、診療所スタッフも、弔辞の最中、私が泣きじゃくり語れなくなると確信していたはず（つまり弔辞ストップ！）。周りは驚いていたはずだが、もっとも驚いたのはボクだ。読まずに語ったからかもしれない。

第2章

家族の思い、家族として

がんばる家族や医療者自身の

家族の話をまとめました

芸者ワルツ

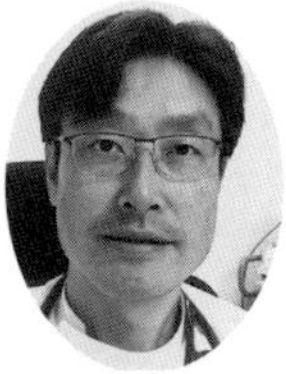

清水 慎介
更水医院　医師

長野市と白馬村の中間にある山間地、通称西山地区。ここで在宅医療に携わり9年、ご自宅で看取らせていただいた患者さん数十名。そんな中で思い出深い方々の顔は今でもすぐに頭に浮かぶ。

「この家に嫁に来て52年のうち27年、半分以上が介護だよ。ボランティアに来たようなもんさ」そう笑い飛ばすHさんの奥さん。夫のHさんは若い頃からお酒が大好きだった。そのくせすぐに酔いつぶれては、小柄な彼女が重いHさんをおんぶして自宅まで運ぶことになり、ご機嫌なHさんは決まって背中で十八番の「芸者ワルツ」を歌い始める。彼女はそれを苦々しく聞きながら黙って連れ帰るのだ。年寄りの面倒を若い者がみるのが当たり前だった時代。奥さんは畑仕事の合間にHさんのご両親の介護を合計9年も続けて、ようやく解放されたはずだった。しかし直後に、今度はHさんが脳出血で倒れる。リハビリで何とか日常生活を取り戻しつつあったが、その後の再出血で寝たきりとなったHさん。この後、彼女の長い長い介護生活は丸18年にも及ぶこととなる。

私が診療に当たったのは、7年前に誤嚥性肺炎を発症した時から。当時は脳出血後遺症による嚥下機能低下のため、肺炎を頻繁に繰り返していた。それまで、その度に総合病院へ入院していたが、今後は在宅医療に切り替えて自宅でできる限りの治療をしよう、それでだめなら仕方ないと、奥さんも納得されたのである。その後計6回も肺炎を発症したが、抗生剤と献身的な介護により、もうダメかという場面を何度も切り抜け奇跡的に回復した。その都度満面の笑顔で感謝を述べられ、新鮮な野菜を持たせてくれる彼女に応えるために、こちらも出来る限りの在宅医療を提供した。Hさんは重度の認知症だったが、昔の記憶は残っており時々面白いことを喋り出し和ませてくれた。ある時は、突然「只今ご紹介にあずかりました組長のHでございます」と大きな声で挨拶を始め、奥さんもビックリするやら可笑しいやら。私が「Hさん、調子はどうです？」と尋ねると、決まって「まあまあだな」と答える憎めないキャラクターは、芸者ワルツの時代から変わっていないのだろうなと想像した。

そんな在宅療養も終わりの時が近づいてきた。さらに嚥下機能が低下し、むせのために食べられなくなったのである。経管栄養の選択はしない考えで、私も奥さんも一致した。それでもがむしゃらな彼女が1時間かけて少しずつ栄養剤をあげたおかげで、Hさんは何とか新年を迎えることができた。そしてとうとう全く口にできなくなり、7日目の朝、息子さんに頬を撫でてもらった直後に大きな呼吸を一つして、Hさんは静かに息を引き取った。看取りに訪れた私を、奥さんはいつもの笑顔で迎えてくれた。普段と変わらない穏やかなHさんの顔を見て、不覚にも私の方が涙を抑えきれなくなった。そんな私を見送ってくれた彼女の目には涙はなく、その表情からは苦労を乗り越えてきた芯の強さを感じた。

最後の往診からの帰り道、朝焼けに染まる北アルプスの山並みが鮮やかに輝いていた。

老いても父らしく

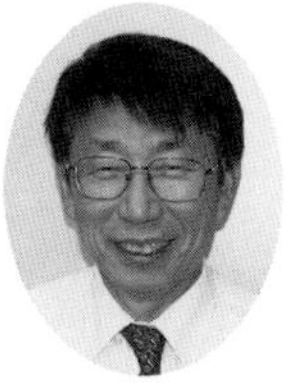

内田 泰史
内田脳神経外科　医師

4年前より治療を続けている方の娘さんの手記を紹介します。

「老いても父らしく」
父は97歳、8年前より認知症かな、と見守りつつ、母と二人暮らし。4年前、母の急逝で父の認知意識が急激に低下したため入院。父は私には、とても険しく、にらんだり杖を投げつけたりでした。退院後、グループホーム入居で平静を取り戻してきて、父に「母はなぜ来ん？」と聞かれ、「亡くなって納骨も一緒に行ったよ」と。その夜、父は職員さんにも同じ質問を、「亡くなられたと、お聞きしております」と対応していただき、父は「そうか、私はこれから家長として、しっかり生きていきます」と答えたそうです。今、父は音楽が大好きで、少しピアノを弾いたり、歌ったり。父が昔よく歌っていた歌を、私が歌うと「いいなあ、覚えたいなあ！！」と懐かしい輝きの笑顔です。認知症になって、本人も家族も乗り越えることは色々ありますが、かけがえのない、穏やかで心豊かな時間にも満たされます。父らしい日々に、内田先生、職員様方に深く感謝御礼申し上げます。

この患者さんは、老人ホーム入居中、認知症の薬は内服していたものの、副作用強く中止。入院の１週間ほど前より、妻（逝去）を探して夜間徘徊したり、尿失禁をしたり、放尿が始まりました。日中は比較的穏やかな状態でした。しかし、入院３日ほど前より、昼夜を問わず荷造りをし、帰宅願望が始まりました。元々の性格は大変穏やかで、よく話もされる方でした。

しかしながら、入院時には、急激に認知機能低下しており、妻の死はもちろんのこと、子どもの数、名前も分からず、「見たことある」レベル。辛うじて長男は認識できるレベルでした。失見当識あり、短期記憶障害著明。一つ一つの動作に声かけ必要も、オーダー入り曖昧な状態でした。失禁は続き、トイレ以外での放尿も見られました。

大好きな音楽療法を中心に施行。歌を歌えたことを喜び、不穏状態もなく、トイレに自力で行けるように改善しました。

退院後、グループホームへ入居。娘さんより、「あんな穏やかな顔を久しぶりに見ました」「父のこんな笑顔が見えて嬉しい」との言葉あり、この頃には、ピアノも弾けるようになっていました。長女夫婦の面会の帰り際には、「ありがとう、気をつけて」など、感謝やねぎらいの言葉も聞かれました。

このような状態が、現在まで続いており、本人・家族ともに喜んでおります。

この方も、私の心に残る認知症患者さんの一人です。

I様ご夫妻（多系統萎縮症）のイタリア旅行

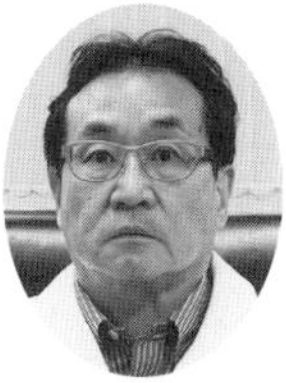

小田 行一郎
菫ホームクリニック 医師

介護のこと人生のことを、改めて真剣に考えさせられたI様ご夫妻のお話です。

初めて訪問診療に伺ったのは、平成27年5月。まだ確定診断されておらず、患者である奥様は61歳。ご主人は、河野和彦先生の「レビー小体型認知症」を熟読されており、ページはマーカーで染まっていました。お話を聞き、診察をさせていただきました（改訂長谷川式簡易知能評価スケール11／30）。

ほぼ寝たきりで、大変転倒しやすい状態で、表情は乏しく、くぐもったような話し方でした。サプリメントは既に服用されているとのことで、コウノカクテル（注射）を開始することにしました。

5回目の訪問の際にいつも通り寝室へ入ろうとすると、「こっち、こっち」とご主人の声。呼ばれてダイニングへ行ってみると、そこには椅子に座って、塗り絵をしている奥様がいらっしゃいました。「だいぶ調子もいいようなんで、ショッピングセンターに連れて行っちゃったよ。難病認定もおりて（多系統萎縮症）、医療費の心配もなくなったし、注射（コウノカクテル）でだいぶ調子が良くなったよ」と言っていただけました。その後、お孫さんとテーマパークにご一緒できるようになりました。「もっと良くなっていただけるように頑張りますね」と申し上げました。訪問が楽しみで仕方なくなりました。温泉旅行に行かれたと聞いたときは、そのご苦労を思うと、ただ感心するばかりでした。

ご主人は、大変ポジティブな方で、奥様を寝かしつけてからの真夜中のテニスで膝を痛めたり、春の検査入院の時に、ワイン好きな奥様のためにノンアルコールワインの瓶に本物のワインを詰め替えて持っていくなどの武勇伝をお持ちです。ラテン気質のご主人には、もう多少のことを言われても驚かないつもりだったのですが、3月の訪問の時に、

「かみさんを連れてイタリアへ旅行しようと思っているんだけど、どうかな」

「イタリアですか～？」

うちのナースと思わず顔を見合わせて驚いてしまいました。ご主人は、イタリア好きで語学も堪能。お一人では何回も旅行されており、ベヴァーニャという中世の面影の残る街へぜひ奥様を連れて行きたいとのことでした。出発前の訪問の時に床いっぱいに広げられた荷物（トランク2個、リュック3個（紙おむつ入れとして）、車椅子など）を指さして、「こんなに持って行かなきゃいけないんだよな」と笑っていらっしゃいました。

認知症などの介護で、介護者が疲弊してしまい、家庭崩壊してしまうことが問題になっています。I様ご夫妻を見ていて、ご主人のキャラクターもありますが、こんな形の生活・介護もあるんだと、教えていただけた気がします。滞在中の楽しそうに過ごされているフォトメールも何通かいただきまし

た。明日イタリアから帰られるとのこと。少しでも長く、I様ご夫妻が今のままで過ごせるよう、微力ながらお手伝いさせていただきたいと思っています。

お嫁さんに乾杯！

阪本 裕子
サトウ病院　医師

約５年前、私の外来に物忘れが強くなってきたと近居の次男さんと来られた当時80歳のＭさんは、アルツハイマー型認知症、改訂長谷川式簡易知能評価スケール８点で、時計描画テストも数字を入れ続けておられました。にこにこしながら二度ほど次男さんが来られた後、同居の当時85歳のご主人が付き添われるようになります。

夫婦で家内工業を営まれ、ＭさんもＹシャツたたみを担当されていました。新薬発売直後のことで、最初はアリセプト少量から開始し少しは効果がありましたが、外来ではいつも夫婦喧嘩が始まります。

「物はよう忘れますで」

「そんなに忘れてないわ、自分でなんでもしとるわ」

「わしがしとるんじゃろ」

ご自身もペースメーカーを入れられ、ご自分のことで手一杯のご主人には奥様を思いやる余裕もなく、お薬の管理もできているとは思えず、介護保険の導入も埒があきません。この状況で、副作用チェック以前に飲めているかどうかも分からないまま処方することに責任を感じた私は、次男さんに連絡、現状をお伝えすると次の外来には次男さんのお嫁さんがいらしてくださいました。お嫁さんはご自身のお母様の介護のためにお仕事を辞められましたが、まもなくお亡くなりになったとのこと。

「私が看ますわ」

と明るくおっしゃってくださいました。以後、今もMさんと必ず月1回来院され、介護保険の導入や、投薬の管理、副作用のチェック、抗認知症薬の調節、サプリメントの服用、デイサービス、ショートステイ先とのやり取り、その上お舅様もうまく立てられ、本当に頼もしいお嫁さんです。

認知症診療は、ご家族との関わりが必須であり、家族関係が治療や介護を変えてしまう点が他の疾患と大きく違うところだと思います。自分の親ならまだしも、嫁の立場で介護を担うとき、その気苦労は計り知れません。昔の記憶ははっきりしているため、血縁の者とのよき思い出は消えることなく、認知症のはずがないと思い込んでいる実の子達との板ばさみになっているお嫁さん介護者さんの何と多いことか。何時のころからか、

「いつも一緒に来てくださって、ありがとうございます。助かるわ」

「本当によくやってはりますねえ」

と、外来に来られるご家族、特に嫁の立場の人には必ず声をかけています。そして患者様ご本人には、「このお嫁さんがいらしたら、何も心配なさらずに、色々お任せになれますね。でも、それは、お母様が立派に息子さんを育てられたから、このお嫁さんを見つけてこられたのですよね」と。

ある日も、そう声をかけた私にお嫁さんは、

「いやあ、そんなに褒めてくれはるから、また来ようと思うんですよ。他に褒めてくれる人いませんし」

と言われ、こんな声かけも医療を上手にまわすコツなのかもしれないと感じています。特に認知症の薬は量の調節が必要となることが多く、ご家族の協力が必須です。

医師の皆様、お嫁さんが付き添ってこられたら、是非いつも以上に褒めてあげてくださいね。

Mさんは、小規模多機能施設を利用しながら、なんと、今も90歳を超えたご主人と二人暮らしを続けておられます。お嫁さんに乾杯！

最後まで自分らしく生きたOさんと、それを支えた家族

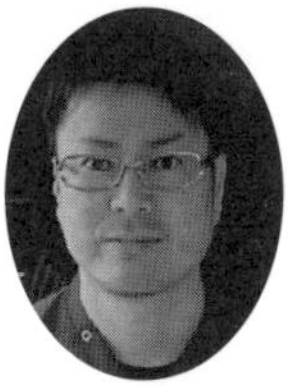

亀井 雄司
デイサービスセンター国分 看護師

認知症を患っていたOさん。この方は亡くなる2日前までデイサービスに通っておられました。主な認知症の症状は、物忘れ。自宅に帰れないことがしばしば。そのためご家族はGPS携帯をもたせて迷子になっても対応できるようにしていました。家まで帰れない時は偶然通りかかったようにして迎えに行ったり、電話したりと、Oさんの足を止めることなく（徘徊）、自尊心を傷つけない本当に立派な対応をされていました。Oさんの外出理由は大

抵「パチンコ」。帰りが遅いOさんに、奥様が心配になりＧＰＳを確認すると、だいたいがパチンコ屋を示していたそうです。ごくたまに奥様のプレゼントを買いに百貨店まで行かれることがあったそうです。そこで、買ったことを忘れているご主人に「あんた、今日なにしていたの？」といつもより優しく問いかけます。奥様はＧＰＳで百貨店に行っていたことを確認済みなのです。もう、ワクワクしています。そしてご主人は、ふと思い出し武骨な表情で「これ」と手渡すのです。

認知症があっても、良き感情部分を最後まで残すには、やはり徘徊を止めるのではなく、その人のもっている能力をその人目線で考えること。奥様はこれを実践していました。だけど、うまく家に帰れないこともあります。迷って遅くなったりしたときは「今日は健康のために散歩をしすぎて遅くなった」と、こうくるわけです。それでも、奥様は「はいはい、おつかれさん。まぁお茶でも飲んで」と、上手にやりとりするんですね。徘徊で体力が疲弊している時に「あんた、だから道に迷うから家から出ないでといっているでしょ」と言っても、火に油を注ぐだけです。Oさんが最後まで自分らしく、認知症症状も安定して暮らせたのは、このご家族なしではできなかったでしょう。

そんなOさんが休みがちになってきました。持病の肺がんがステージⅣまで進行していたのです。ご家族は、がんであることを伝えず、自分たちで背負う覚悟を決めていました。Oさんは、身体の異変には気付いているのですが、まさかがんの末期であるとは知りません。認知症の人は、動いているうちは「自分は元気」と思い込んでいる人が多いです。そのため症状の現れ方が他者より、出にくいことがあります。「病は気から」あながち間違いではありません。Oさんは、介護モデルをとり生活基盤で終末期体制をとることに意思確認しました。なんとか休まずにデイサービスに通われていましたが、日に日に病気の進行具合が客観的にもわかるようになってきました。

そうして、ある日の朝にOさんから電話。「先生、すみません。わし、とうとうダメかなと思っておるのです。いつもと少し違うんです。けど心配しないでください。病院に行って治してもらってまた元気な顔をみせますので」このあと病院を受診しそのまま入院。２日後静かに息を引き取られました。

奥様の献身的な介護に支えられ見事な旅立ちでした。

その日…

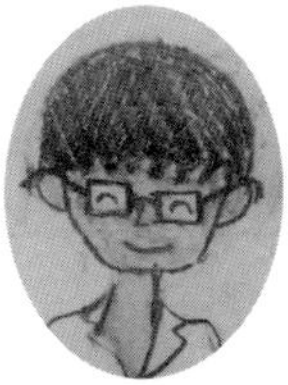

田中 嘉一
千葉県済生会習志野病院　薬剤師

11月末、勤務先に、「あなたのお父さん（享年82）が団地の前を下着一枚で歩き回り、排便した。警察に保護されているから、すぐに来てほしい！」と…。

1年ぶりに見た父は、別人だった。家に戻ると大量の新聞紙、ゴミ、大小の排泄物、衣服、下着、本、書類などが散乱していた。あまりのショックに言葉を失った。声をかけてみると、「あれ？どちらさんですか？」とがっかりするような返事であった。大量のゴミが載ったテーブルにスペースをつくり、排泄物が付着したイスを掃除して父を座らせた。購入してきたサンドイッチの袋が開けられず、四苦八苦していた。散乱した部屋をどうすれば良いのか途方に暮れながら、父の姿を見ると、便が着いた白いブリーフを一生懸命食べているので、サンドイッチを口まで誘導した。服を着ると言い、ステテコを頭からかぶって、頭が出せないと頑張っている。その姿に吹き出しそうになったが、笑えなかった。

まず新聞紙を手にしたら、新聞紙の間に通帳、カード、郵便物等が挟まれている…。仕方なく一枚一枚すべて確認し、まとめて約30束出来た。ちり紙交換なら結構な量をもらえたであろう。汚れた衣服、ゴミ等も処分し、70Lゴミ袋が約40袋となった。約1週間かけて生活スペースを確保した。その間、父は女性と会話のような内容の独り言を話していた。姿を見るとイスを一生懸命マッサージしている…、あれは誰を思っていたのだろう。15年前に亡くなった母だったのか、それとも…。

発見者が偶然ケアマネジャーで、翌日にはヘルパーの手配、区役所への連絡等してくれた。私の仕事は？三人の子どもと妻は？どうすれば？…。「(私が)休みを取れている間、1日3回のヘルプでまずは様子を見ましょう。共倒れにならないよう色々なことを模索していきましょう！」、その言葉に勇気づけられた。

父は少し回復し、私が息子であるとわかってきた。ヘルパーにも慣れて、つまらない冗談を言っていた。しかし、私が寝ている隙に徘徊したり、ソ連に出張するので航空券を買ってこいとか、昔の出来事を話しているため、認知症であることを改めて認識した。会話していても、「あれなんだっけ？……」と言っているうちに、わからなくなってしまうことが多かった。航空券は取っておくと返事をすると、翌日はもう忘れていた。認知症は、記憶がただ薄れていくものと思っていたがそうではなかった。記憶をつなげる線が時々途切れるだけという印象であった。話を聞いていると、それがよくわかった。

それからは、話に耳を傾け、相づちをうち、返事もしていかなければと思った。朝起きた時には会話が成立しないことが多かったが、夜は以前の父とさほど変わりないと感じた。認知症について、色々なことを教えてくれた父は、その日から約2年後、母の許へと旅立った。父が旅立つ前にはできる限りのことをしたつもりだが、感謝の気持ちはどれほど伝わったのだろうか。

義母の教え

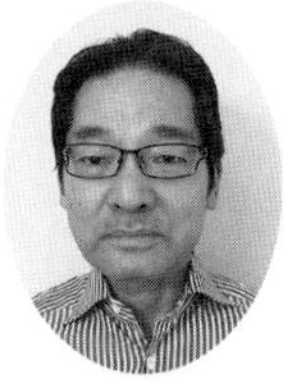

金子 宏明
医療法人社団宏彩会
西新宿コンシェリアクリニック　医師

私は市井の精神科開業医です。こころのかかりつけ医でありたいと常々思っていますが、今後は認知症医療に重きを置こうと思うきっかけになったのは、義母のことがあったからです。

義母は元家庭科の高校教師でした。手間を惜しまずプロ並みの料理を作ったそうです。油絵を描くことが趣味で、旅行を楽しむなど充実した毎日を送っていました。家内の自慢の母親でした。

ある日家内が、「姉からお母さんの様子がおかしいと言ってきた。話を聞いてみて」と言うので連絡してみると、同居する義母が最近家のことをあまりしなくなった、絵も描かない、食事もあまり摂らなくなったということでした。うつ病を疑い精神科の受診を勧めました。早速受診したら、やはりうつ病と診断され抗うつ薬が処方されましたが改善は見られず、何もしないで寝てばかりいるようになりました。一番困ったことは食べないことで、みるみるやせていきました。あれだけ料理にこだわっていた人が食べることに興味がなくなってしまったのです。当初はいかに抗うつ薬を飲ませるかに腐心しましたが、経過から認知症かもしれないと一度検査のため入院させました。ところがその時だけは「家に帰してほしい！警察を呼ぶ！」などと大騒ぎをしたため、何の検査も受けることなく一晩で帰されてしまいました。動けないわけではなく、食べられないわけではないのに、ただ横になっているだけの状況が続きました。

義父が長い闘病の末、亡くなりました。葬儀に参列することも叶いませんでした。遺品の中に1年前に撮った義母の頭部ＭＲＩの写真があったという連絡があり、早速見せてもらうと、側頭葉、前頭葉の萎縮、特に左に顕著な前頭葉の萎縮が見られました。これではっきりしました。義母は前頭側頭型認知症に罹患していたのです。義父は当時すでに異変を感じたのでしょう。だから検査を受けさせたのでしょうが、その時は検査を受けたのです。ただ義父は誰にもそのことを話さないままだったのです。もし相談してくれれば手立てがあったのだろうか？　自問自答しましたが、結局私には何もできなかったでしょう。前頭側頭型認知症を治療することはできないと思い込んでいましたから。身内の期待がありながら、私にはなす術がありませんでした。そしてるい痩のため入院して1カ月後、義母は静かに息を引き取りました。最後まで食に興味は示しませんでした。

前頭側頭型認知症は治せないのかという思いから調べていくうちに、コウノメソッドを知りました。前頭側頭型認知症はむしろ治しやすいという記述を見て驚きました。そんなバカなとすら思いました。しかし実践してみると、確かにその通りだと思えるようになりました。もっと早く知っていれば、義母のために何かできたのではないか、と今でも忸怩たる思いがあります。しかし、義母のことがなければコウノメソッドと出会うことはなかったかもしれません。義母の最後の教えだったのだと思います。

母の死後、幻覚妄想の考え方が変わった

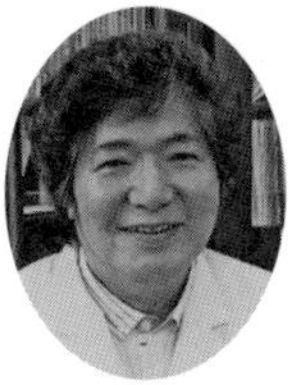

錦織　悟
医療法人社団福寿会福永病院　医師

平成22年６月25日、私はその日、日本老年精神医学会のため、熊本にいました。早朝、サッカーワールドカップ視聴後、眠れず、朝７時、眼を閉じていると不思議なことに傍に母が来たような気がして、母に産み育ててもらったことに感謝する気持ちが湧きあがり涙ぐんでいました。７時31分、母が心肺停止状態との連絡が入りました。前日は元気に畑仕事をしていたそうです。朝７時に洗濯機のスイッチを入れ、台所に行こうとして意識を失って倒れた

ようです。9時29分、天に召されました。水土日祭日の夕方は、犬の散歩中に電話で神経質な母の訴えを聴くのが習慣でした。23日は犬の散歩後熊本へ出発すると伝えていましたが、医師が急に休んだため、ぎりぎりまで病院にいて散歩する余裕がありませんでした。23日と24日の夜は、母はふだん居間に置く携帯電話をベッドに置いていたそうです。23日に熊本から電話すれば良かったと悔やまれます。母には、義姉が白装束で滝に打たれている夢を見た朝、電話をして家族が行ってみたら亡くなっていた、という体験がありました。私がそういうことを信じていれば、7時に電話をしたでしょう。ただ寝たきりになっていたかもしれません。母は「ピンピンコロリが良い。寝たきりは絶対に嫌だ」と常々言っていました。洗濯後汚れ物も残さず良かったかもしれません。妻はあんな死に方がしたいと言いました。

母が亡くなった数日後、父は風呂で体を洗っている母の幻視を見て、妻に言いに行きました。戻ったら消えていたそうです。父は家事を全て母に任せていたので、母の死後、混乱しました。エスポアール出雲クリニックで、介護保険の医師意見書を初めて記載していただきました。改訂長谷川式簡易知

料金受取人払郵便

大阪北局
承　認

2751

差出有効期間
平成30年12月
31日まで

郵便はがき

530-8790

187

大阪市北区同心 2-4-17 サンワビル

フジメディカル出版

編集部 行

ご愛読者カード

お名前《フリガナ》
ご住所（自宅・勤務先：○印をつけてください） 〒 TEL(　　　　　　)　E-mail(　　　　　　)
ご職種（○印をつけてください） 医師（診療科：　　　　）・薬剤師・看護師・栄養士 リハビリ及び介護職（職種：　　　　）・その他（　　　　）
出版目録の送付（希望する・不要） http://www.fuji-medical.jp/ でもご覧いただけます。

＊ご記入いただいた個人情報は、新刊案内のために利用させていただきます。

本書をお買い上げいただきありがとうございます。より良い本づくりに生かすため、ご意見・ご感想をお寄せください。

心に残る認知症の患者さんたち

◆本書を何でお知りになりましたか（○印をつけてください）
書店で見て・学会展示・チラシ・広告・DM・ホームページ
その他（　　　　　　　　　　　　　　　　　　　　）

◆ご購入方法（○印をつけ、（　）にご記入ください）
書　　店（書店名　　　　　　　　　　　　　　　　）
学術集会（学会名　　　　　　　　　　　　　　　　）
その他（　　　　　　　　　　　　　　　　　　　　）

◆ご意見・ご感想，希望される出版物

ご協力ありがとうございました。

関連書籍のご案内（冊数をご記入のうえお申し込みください）

心に残る経腸栄養の患者さんたち 本体1,800円+税	冊
心に残る栄養療法の患者さんたち2 本体1,800円+税	冊

フジメディカル出版編集部　TEL：06-6351-0899　FAX：06-6242-4480

能評価スケール（ＨＤＳ－Ｒ）が10点で、要介護１でした。以後、幻視はなく、薬なしで半年後にはＨＤＳ－Ｒ15点で要支援２に回復しました。母の死により反応性に認知症が悪化していたのでは、と言われました。

幻覚妄想について考え直して見ました。フロイトの弟子のユングはある夜、誰か男の人が入って来たような気がして、頭に激痛が走りました。その時間に自分の患者が激痛と同じ部位を拳銃で撃ち自殺したことが後で分かりました。各人の潜在意識の底は繫がっているとして集合的無意識を提唱し、繫がってはいないとするフロイトと決別しました。また、縦横の二次元平面だけに住む蟻が歩いています。縦横高さの三次元空間に住む人間が、見えない所から突然目の前に現れたら蟻は幻視と思うかもしれません。突然、人間が見えない所から声を出せば、蟻は幻聴と思うかもしれません。それと同じように、三次元にいる私たちに、より高次元の霊界の母から幻視幻聴が起こっても不思議でないかもしれません。母が夫や息子に会いたいという強い気持ちの表れだったかもしれません。以後は、患者さんは何故その幻覚妄想を起こしているのかという気持ちに寄り添うことを心掛けるようになりました。ありがとうございます。

第3章
治療、多職種連携

著効例や治療の試み、

多職種連携に関するものをまとめました

フェルラ酸・ガーデンアンゼリカ抽出物大量投与のBPSDにおける有用性～心に残った2症例を通しての検討

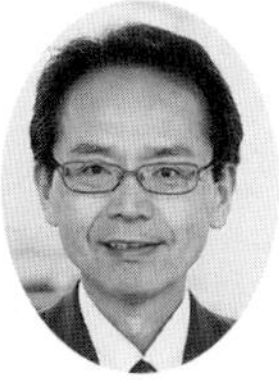

木村　武実
国立病院機構菊池病院　医師

はじめに

認知症の症状は、中核症状と行動・心理症状（BPSD）に大別される。認知症の患者を介護する上では、中核症状よりBPSDをいかに改善するかが重要である。また、BPSDを管理することにより中核症状が軽減することもある。BPSDに対して、まずは薬物や身体合併症などの生物学的な原因の特定と除去、そして心理社会的な状況を把握した上でのメンタルケアを行う。しかし、それだけではBPSDをコントロールできない難治の症例をしばしば経験する。その場合、抗精神病薬、抗うつ薬、抗不安薬、睡眠薬などの向精神薬が必要になることも多い。しかし、重度なBPSDがありながら、身体合併症も重症であったり、超高齢者（85歳以上）であったりする場合は治療に難渋する。筆者は、そのような症例に対して基準量の2～3倍量のフェルラ酸・ガーデンアンゼリカ抽出物を使用して、副作用なくBPSDを改善した2例を経験したので、ここで提示し、フェルラ酸・ガーデンアンゼリカ抽出物大量投与のBPSDにおける有用性について言及したい。

症例❶：85歳、男性、前頭側頭葉変性症（進行性核上性麻痺）

現病歴：4年前、仕事の実務ができなくなり、連日飲酒し、強迫的に手洗いにこだわった。一方で、ほとんど入浴せず、爪・髪が伸びても切ろうとしなかった。そこで、A病院を初診し、「アルコール依存症」「強迫性障害」との診断で通院を始めた。2年前、同じことを何回も聞くようになり、3カ月前に「アルツハイマー型認知症」の診断でドネペジルが投与されたが、食欲低下のため、ガランタミンに変更された。1カ月前、夜間不眠で多弁となり、易怒的で妻に暴言を浴びせ、殴ったり、首を絞めようとしたりしたため、A病院に入院した。ガランタミンを中止し、バルプロ酸400mg／日、リスペリドン2mg／日などの投薬により暴力的ではなくなったが、妻への暴言、高圧的態度は不変だった。身体合併症として、慢性心不全、大動脈弁狭窄症があり、心不全の増悪と肺炎の併発のためB医療センターに転院した。心不全は軽減し、肺炎は改善したが、夜間不眠・叫声があり不穏だったため、当院に転院となった。

入院時所見：車椅子に座り、問いかけには返答はなく、頸部後屈で、「オー、オー」との常同的な叫声がみられた。

入院後経過：重度の慢性心不全、大動脈弁狭窄症があるため、向精神薬、抑肝散などの薬剤を中止し、フェルラ酸・ガーデンアンゼリカ抽出物8錠（毎食前、就寝前）を使用した。入院30日目ころから、頭部の常同運動、叫声が消失し、夜間良眠で精神的に安定してきた。頸部後屈も軽減し、自ら挨拶できるようになった。

症例❷：87歳、男性、前頭側頭葉変性症

現病歴：2年前、易怒・攻撃的となり、ものを投げるようになった。6カ月前、近医を受診し、「アルツハイマー型認知症」の診断を受け、ドネペジル5㎎／日を投与された。すると、易怒・攻撃性は増悪し、家族に暴力をふるったり、激高して包丁を持ち出したりするようになった。8日前の震災後に余震があると、同居の次女に「おまえがわざとゆらしている」と言って食ってかかった。当日朝、次女に「なんでこんなにたくさんご飯を炊くのか」といきなり怒鳴って殴りかかり包丁を持ち出して、警察が駆けつける騒動を起こしたため、当院に入院となった。

入院時所見：「俺はどこも悪くない」「なんでこんなきちがい病院に入院しなくてはならないのか」「用事があるので家に帰る」と言って、入院を頑なに拒否したため、医療保護入院となった。

入院後経過：ドネペジルを中止し、フェルラ酸・ガーデンアンゼリカ抽出物

6包／日（毎食前）、ウインタミン細粒18㎎／日（毎食後）を投与した。入院当日は「いつもの薬ではないから飲まない」と拒薬がみられたが、翌日からはなんとか服薬した。入院4日目、退院要求は消失し、6日目には自ら服薬するようになり、精神的に安定したため、18日目に退院した。その後も、時々飲酒要求がある程度で、自宅で落ち着いた生活を送っている。

考　察

両症例とも、85歳以上と超高齢者であり、前頭側頭葉変性症のＢＰＳＤが抗認知症薬によりさらに悪化して入院に至った。症例1は、重度な身体疾患を合併しており、Ａ病院で投与されたバルプロ酸、リスペリドンにより身体的に重篤な状態に陥った。これにより、抗精神病薬治療は不可能と考え、フェルラ酸・ガーデンアンゼリカ抽出物の2倍量投与を行い、ＢＰＳＤは改善して頸部後屈も軽減した。症例2は、暴言・暴力が頻繁にあり、包丁をたびたび持ち出すなど衝動性が極めて高い危険な状態であったため、3倍量のフェルラ酸・ガーデンアンゼリカ抽出物と少量のウインタミンを投与して、速やかにＢＰＳＤが改善した。

ＢＰＳＤの治療上、重度な身体合併症や超高齢の場合、メンタルケアの効果も限定的で、薬物療法は非常に困難を伴う。本症例により、フェルラ酸・ガーデンアンゼリカ抽出物の2～3倍量投与は、①超高齢者でも副作用がない、②重度の身体合併症を悪化させない、③速やかな改善が期待できる、④抗精神病薬の使用を減量ないし中止できるなどが明らかになった。したがって、フェルラ酸・ガーデンアンゼリカ抽出物大量投与のＢＰＳＤにおける有用性が大いに期待できる。経済的な制約がなければ、ＢＰＳＤの治療上、一度は3倍量を使用することが推奨される。

認知症の劇的改善例

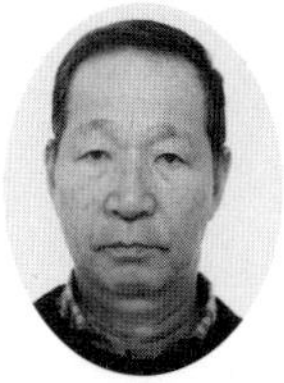

小川 説郎
医療法人社団小川医院　医師

便、尿の失禁、ものとられ妄想、ものが見えるなどの幻視、などを訴えて当院に来院した71歳の女性のケースで、もちろん物忘れが主訴です。改訂長谷川式簡易知能評価スケール30点満点で26点、時計描画もキレイにでき、CT上も著明な変化はありません。さて何でしょう。最初から、診断名はわかっていましたが、当初、幻視があるので、レビー小体型認知症か、あるいは、尿・便失禁があるので、正常圧水頭症か、単なるアルツハイマー病かを考えたのですが、今他院で処方してもらっている薬を聞いてすべてが解決しました。アリセプト（5㎎）でした。おそらく前医は、物忘れで来院したので、最初にアリセプトを投与したのでしょう。その後、アリセプトの副作用で幻視や妄想が出現したので、前医は向精神薬を追加したのでしょう。これが結果的に、症状を悪化させる結果になったのでしょう。私のこの患者さんへの治療法はというと、今飲んでいる薬をただちにやめて、飲む薬をゼロにしてくださいと、それだけでした。家族は、最初怪訝な顔をしていましたが、よく私の言ったことを守ってくれ、昨日ちょうど初診から2週間目ということで来院再診されました。どうでしたかと私が聞くと、「先生、嘘のように症状が消えて、よくなりました」と言っていました。家族もびっくりでした。本人はまだ記憶で少し不安があると言っていましたが、物忘れを正常範囲内の物忘れとアルツハイマー病などの物忘れの区別ができずに、アリセプトを投与したからこうなったので、改訂長谷川式簡易知能評価スケールでも、時計描画テストでも、ＣＴでも異常はないので、病気と捉えることはないですと伝え、もしどうしても認知症が怖いなら、予防の意味で、フェルラ酸・ガーデンアンゼリカ抽出物を飲むことを勧めておきました。今後はフェルラ酸・ガーデンアンゼリカ抽出物の効き目を見極めていきたいです。

実は、この患者さんは、前医に家族で診察に行った折、待合室にあった河野先生の書かれた認知症の本を見て、その中にあるコウノメソッド実践医の表から私を見つけてきたのです。何もしなくて劇的改善ほどありがたいものはありません。河野先生に感謝です。

急な覚醒レベル低下をきたしグルタチオンとシチコリン点滴が著効した認知症患者さん

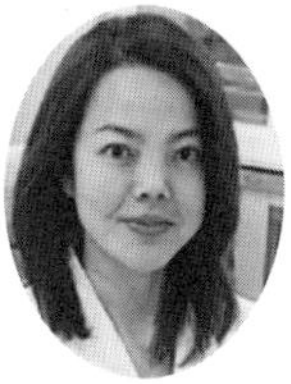

東　照代
もりの医院　医師

「先生、午前中調子が良かったのに、買い物と散歩をして、入浴し、夕食を食べた後から急に無反応になりました」と、香川県から通院中の87歳男性で認知症患者さんの娘さんからのお電話でした。翌日、頭部CTを撮りに脳外科を受診しましたが、前月のCTと比べて変化が認められないとのことでした。こうなると脳外科では特別な治療提案がないのがよくある流れです。急に無反応で寝てばかりいるお父さんをどうしたらよいか。

ここで、コウノメソッドを知っているドクターなら、治療の提案をしてくれるものと思います。実際に、この方もコウノメソッドの治療に助けられました。幸いこれまでに、香川県でグルタチオン点滴をしていただける先生を見つけていましたので、

「では、グルタチオンとシチコリンの点滴をしてもらいに行って下さい」と説明。点滴初日、点滴をするまでは寝てばかりいたお父さんが、開眼するようになりました。しかし、まだ食事も取らず、声も出ない状態でした。3日目、目がしっかりしてきたとのこと、夕方から5時間起きていられ、手も動くようになりました。7日目、食事が食べられるようになり、声が出て、自分で起きようとされるまでになりました。この7日間の間にグルタチオン点滴は5回施行しています。9日目、当院（徳島）まで来ていただけるとのことで、あと一押し何かしてみようと考えて、マイヤーズカクテル点滴というビタミンとミネラルが入っている点滴を施行したところ、その日の夕方には自分でお茶碗を持ってがつがつと食事を食べておられたとのことでした！ご

家族の笑顔も一緒に戻ったように感じました。

以後は症状をみながら点滴の間隔をあけていくようにして、香川県の先生の協力のもと加療することになりました。香川県のクリニックの看護師さんもこんなに効くのかというような感想を持たれていたようで、画像で異常のない場合の認知症患者さんの急な変化にはグルタチオンやシチコリンを選択肢に入れていただきたいと思います。

これまでも、転倒や打撲をしてから、頭部の画像検査では異常がないのに動きが鈍ったり、急に記憶能力が落ちてしまったりした場合や、健康な人でも過度の疲労やストレスで身体能力が落ちてしまい、食欲低下、やる気が起こらなくなるとか、うつ病の薬が出たけれども合わないなどの場合に、グルタチオンが功を奏した経験がありますので、このようなことがあるのだと覚えておいていただき、何かのときにお役立ていただければ幸いです。

また、認知症治療薬（保険適用薬）につきましては、上手く効くと良いのですが、内服開始してから困った症状が増えたり、体調が悪くなった場合、薬の副作用の可能性もあるということに考えが至らず、休薬という選択のないままに薬の継続や増量をすすめられ、昼夜問わず苦労していたというご家族が少なくないため、おかしいなと思ったらまずは、休薬してみてくださいね。

　最後に、グルタチオン点滴をはじめとした点滴療法の可能性は、大げさに聞こえるかもしれませんが計り知れないように思います。この点滴療法導入の開始のきっかけをつくっていただいた河野和彦先生に、心より感謝しております。

飲酒量の多い高齢者へのコウノメソッドの応用

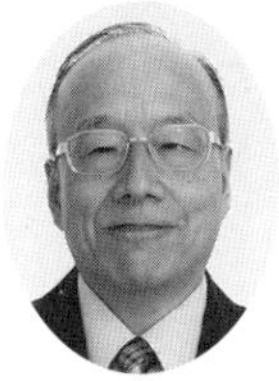

中嶋 一雄
医療法人稲門会いわくら病院精神科　医師

私の勤務する病院は、アルコール依存症（ALC）の治療に力を入れ、京都で唯一専門病棟を持っています。精神科専門病院でALC治療に力を入れる病院は少なく、コウノメソッド実践医の病院でも当院以外にないようです。国立病院機構久里浜医療センターは「久里浜式アルコール症スクリーニングテスト（KAST）」を考案し、全国の施設・団体で利用されています。詳細はスマホで調べればわかりますが、これは専門家以外でも実施可能で、患者・家族団体らが早期介入・予防に活用しています。みるとレビースコアやピックスコアに似た印象です。学問的真理への到達は結局同一なのでしょう。

ALC治療の実績で、当院は飲酒量の多い認知症老人の紹介受診が多いです。高齢者施設では対応に難渋するからですが、これには次の2つのタイプがあります。

一番目は、現役時代は飲酒量自制が可能だったが、認知症により抑制困難になったタイプです。これにはピックセットによる標準的な認知症治療が効果的です。ある70代前半の男性です。元来飲酒量は多いが、大手企業の技術者を定年退職し、子ども2人は結婚し独立済みです。70歳を過ぎ飲酒量が急増し自室がゴミ屋敷化し、妻に暴力をふるい当院を受診し即日入院しました。易怒的で暴言を吐きましたが、ピックセットの投与‐クロルプロマジン（CP）75㎎により症状は改善し、約2週間で普通の年寄りになれて、自宅近くの高齢者施設に入所が実現しました。

もう一つのタイプは、現役時代ですでにALCにより精神疾患を発症し、さらに加齢による認知症を続発した高齢者です。多くの場合、家族や親族から拒絶され、経済的に破綻しています。また入院後も病棟職員が対応に困る場合が多く、退院後の支援をしてくれる親族も多くの場合はおらず、高齢者施設入所も敬遠される傾向が強く、入院が長期化しがちです。このため対応に疲弊した看護職員が退職するケースも少なくありません。こういう対応困難者の入院はなるべく各病棟に分散してもらい、病棟職員の不満解消を図らざるを得ないのが現状です。

このような場合でも、ピックセットを応用した精神科治療で症状を改善する可能性はあるようです。70代半ばの男性で、40代からＡＬＣの受診歴があり、身寄りなく生活保護を受給中です。７年前より当院に入院中ですが、過去に入院中に女性患者に性的問題行動を起こしたことがあります。誤嚥性肺炎をきたし、一時活動性が低下しましたが、回復後に認知症の周辺症状が再び出始め、性的問題行動を再発しました。このため、一時は男性患者ばかりの病棟のある精神科病院への転院を真剣に検討しました。これに対しＣＰ50㎎を投与したところ症状は改善し、他の女性患者とトラブルは起こさないようになり、病棟職員の対応負担も軽減しました。

飲酒量の多い認知症老人が多く集まる病院でコウノメソッドを実践しているのは、当院だけでしょう。日本中、いや世界中でこの病院でしかできないことをやってみるのが私の抱負なのです。

実践医生活５年間の感謝とＦＧ療法の可能性について

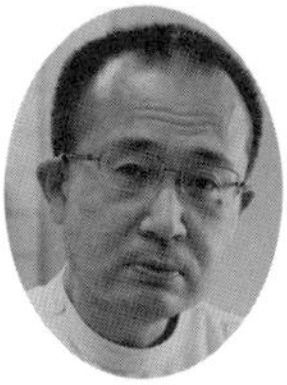

北村　康
医療法人社団北村内科医院　医師

私はＮＲ（nutrition representative：栄養情報担当者）という健康食品サプリメントの専門資格を持っていたことから、まず、しっかりとしたヒト対象のエビデンスがあるとのことでフェルラ酸・ガーデンアンゼリカ抽出物の情報を耳にし、その後、フェルラ酸・ガーデンアンゼリカ抽出物を活用して認知症治療に成果を挙げておられる河野先生の存在に辿り着きました。早いもので、コウノメソッド実践医登録をしてから、５年が経ちました。その間の河野先生のこの業界での常識にとらわれない温情には心より感謝を申し上げる他ありません。

七尾市の中村耕一郎先生のご尽力により「ドクターコウノ認知症道場」が開催されたおかげで石川県内でのコウノメソッドの認知度は高く、瑠璃光薬局グループのようにお願いすると処方薬とともにフェルラ酸・ガーデンアンゼリカ抽出物も患者さんに持たせてくれるような理解ある調剤薬局も存在していて、河野先生がブログでメソッド王国と称されたように石川県は実践医にとって活動しやすい環境になっています。

そんな中、金沢市から80歳の女性患者さんが、家族に連れられて初めて当院へ来られました。3年くらい前から記銘力低下が次第に目立ってくるとともに、スーパーで好物を目にした途端に口に入れる（もちろん未会計）とか、見ず知らずの他人の高級車に平然と乗り込むといった、衝動的脱抑制的問題行動に家族は困らされていました。認知症専門として度々地元新聞で取り上げられている病院を受診したところ、なぜかアルツハイマー病と診断され、アリセプトを（それも10㎎／日も）処方された上に抗うつ薬を含む（「臨床認知症学」２２９ページ参照）多数の抗精神病薬を重層的に長期処方されて、以降、全く歩けない、会話もできない、ただ毎日失禁を繰り返すだけの状態となりました。アリセプトと多数の向精神薬を少しずつ減らしてフェルラ酸・ガーデンアンゼリカ抽出物と亜鉛カプセルに置き換える、ただそれだけで、介助なしに独りでスタスタ歩き実に朗らかに言葉のキャッチボールが成立する、非常に良好な状態となりました。

グルタチオン点滴療法は、私は平成19年から治療に取り入れていて、遥か遠くから雨雪の中でも足繁く通い続けてくれるありがたい理解者を多数得ていましたが、河野先生が「ＦＧ療法」として強力にプッシュされるようになって以降は飛躍的に知名度が上がり、より自信を持って患者さんへお薦めできるようになりました。「臨床認知症学」２９０ページに記載があるように、私もまた「ＦＧ療法」が認知症やパーキンソン病以外の疾患にも著効した症例を経験し、一層の適応拡大をすすめている現在であります。

コウノメソッド実践医に出会うまでの道のり

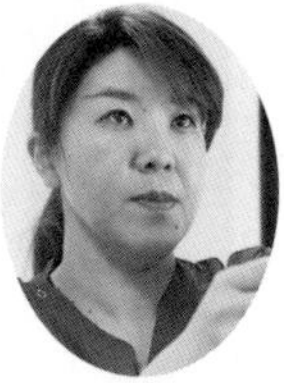

唐仁原　恵美
ひらやま脳神経外科　看護師

私が当時、勤務していた居宅介護支援事業所へご家族よりケアマネ交代の相談があり、私とAさんご夫婦との物語が始まりました。

当時のAさんは、要介護4、診断はパーキンソン病とアルツハイマー型認知症。夫婦世帯、奥様が熱心に介護をされていました。

その頃私は自分なりにコウノメソッドを勉強していて、ドネペジルによる副作用に苦しんだ方がいることを知り、また医師の薬の副作用に対する認識の違いに怖さを感じてもいました。

その時のAさんの主治医は神経内科医で、あらゆる抗パーキンソン病薬は最大量、抗認知症薬はドネペジル（5㎎）が処方されていました。すくみ足と小刻み歩行が一番の困り事でした。なかなか症状の改善がみられず、何度か病院を変え、某精神科病院の認知症病棟を紹介され薬物調整のため入院することになりました。今度こそは改善に向かってくれることをご家族と共に願っていましたが、入院して数日後に病院へ様子を見に行き、絶句しました。ナースステーションの前の通路に車椅子が並べられ、手すりと車椅子を紐でくくりつけられ身動きが自由にできなくなっていました。入院後は今までにない周辺症状が出てきたのは言うまでもありませんでした。

約1カ月の入院を何とか乗り切り、ドネペジルからリバスチグミンへ変更はできましたが、環境変化による認知機能の悪化が見られていました。ご家族は半ば諦めており、県外に住む子どもさんからも「お母さんが倒れる前に父を入所させた方が良いのでは」とも言われていました。しかし私は、グルタチオン点滴を一度は試してみたいと考え、ご家族へコウノメソッドについて何度となく説明しました。その当時、居住圏内にコウノメソッド実践医はおらず、グルタチオン点滴ができる病院を探し、やっと点滴をすることができました。しかし、一回1万円(*)の点滴は高額で、目立った効果を得ることもなく、わずか一回で断念せざるを得ませんでした。

ご本人の自宅で過ごしている時の安堵の表情や家にいたいという気持ち、奥様もできる限り自宅で看てあげたいという思いがあり、私もどうにかしてさしあげたいと思い悩んでいた頃、同市内の某病院にコウノメソッド実践医が来られたと聞き、その医師の勉強会にご家族と一緒に参加しました。そこでご家族も納得され、やっと受診することができました。細かい薬物微量調整に熱心に対応していただき、グルタチオン点滴で歩行の改善を認め、みんなで喜んだのを今でも覚えています。施設入所をすることなく、現在も在宅で穏やかな生活を送ることができています。実践医に出会うまで約2年かかりましたが、諦めずに本当に良かったと思います。

コウノメソッドに出会えたことに感謝です。

(*)自由診療は、医師によって価格が大きく異なります。2千円程度で行う医師もいます。

あなたはエスパー？

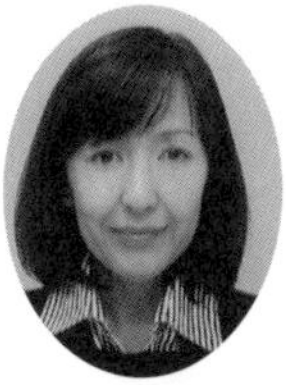

西條 由理
居宅介護支援事業所ニッケ市川
ケアマネジャー

Eさんとは、私がケアマネになって間もない頃から約8年半のお付き合いです。主介護者はお嫁さん。私のケアマネ人生に大きな影響を与えてくれているお二人です。

Eさんはコウノメソッド実践医からレビーピック複合型の認知症と診断されています。私の担当する方の中で、コウノメソッドで治療を受けた第1号の方です。最近はレビー小体型認知症の症状が強く出ているのか、なかなか食事が摂れません。昨年夏にも食欲がダウンして体力が低下。現在はほぼ寝たきりの状態です。現在、コウノメソッド実践医と地域のクリニックとで連携がとれ、訪問看護で週1回のグルタチオン注射開始となりました。実践医と訪問看護の連携もこれまた第1号です。

若い頃からまじめで、しっかりもの。自分を律して生活してきたEさん。色白、博学で、センスの良い服を着て、絵や書道をたしなむ素敵な奥様でした。そんなEさんを認知症が別人のようにしてしまいました。お嫁さんはEさんの物忘れに気づいてはいましたが、対応に迷う間に症状が進行。今まで一人で出かけていた場所に行かれなくなったことを機に受診。老人性認知症と診断され、アリセプトが処方されました。それからのEさんは、家族の期待を裏切り、些細なことで急に怒り出したり、暴言、ひっかく、つねる、叩く。尿漏れや排便の失敗も見られるようになり、ご家族は心休まる時間がありませんでした。その頃の私は、まだまだ「対応の仕方で認知症の人は良くなるのだ」と信じていたので、やる気マンマン！ニコニコ笑顔でEさんに挨拶をすると、Eさんは「この人、顔は笑っているけれど、お腹の中はどうかしら？」とズバリ！私は「見透かされた！」と顔が引きつりました。Eさんは凄いのです！人の気持ちをちゃんと見抜くのです！私は認知症の人にこそ精一杯関わろうと、心が決まりました。しかし現実は甘くない。Eさんの困った症状はエスカレートするばかり。デイ（デイサービス）で周りの人に手を出すため、ぽつんと一人で座るEさんの姿を見て、お嫁さんは涙を流していました。普通のデイでは受け入れてもらえず、やむなく認知症対応型デイサービスへ移りました。Eさんは、お嫁さんを「お母さん」と呼び、暴言や暴力を振るいながらも頼りきっていました。

そんな二人を見て、何とかしたい！と思っていた頃、書籍で「コウノメソッド」を知り、実践医の病院の情報を家族に伝え、診察にこぎつけました。診断はレビーピック複合型認知症。まさにアリセプト炎上の体験でした。その後は処方変更。落ち着いたと思ったら自宅で転倒し骨折も経験。しかし、ご家族の熱意に、病院、その後の施設からも献身的なケアを受け、無事、自宅に戻って来ました。

その後のEさんの在宅介護には、心優しい在宅医も見つかり、訪問歯科医やコウノメソッドを応援してくれる人が次々につながっています。まさに引き寄せる力を持つエスパーEさん！これからもよろしくお願いします！

だれでもできる在宅介護
～大切な人を在宅で介護しませんか？

宮城　裕子
名嘉村クリニック在宅ケアセンター　医師

彼女に出会ったのは２０１４年10月のことだった。病院の大部屋、カーテンで仕切られた一角に彼女は静かに横たわっていた。ベッド上で開眼していたが無表情、ただ一点を見つめていた。挨拶しても反応はなかったが、「退院して家に帰りましょう」と声をかけたとき、わずかに頷いたのを覚えている。

当時彼女は83歳、子どもはおらず高齢の夫との二人暮らし、認知症はあったがデイサービスを利用しつつ何とか自宅で生活できていた。しかし、２０

１４年3月に骨折して入院してからは認知症が急激に進行し、自分でできることがどんどん少なくなっていった。同年9月、デイサービス利用中に突然失神して入院となり、病院で彼女は身動きすらできない状態となっていた。特に食事が問題で、口を開けるのを嫌がるため、注射器で栄養剤を少量ずつ流し込んで無理やり飲みこませているような状態だった。また、この時ネフローゼ症候群（タンパク質が尿から漏れ出て栄養不良になる病気）にかかっているとわかった。

余命わずかと考えられたが、夫は病院で過ごすことを希望せず自宅で介護したいと申し出た。延命処置はしない、ネフローゼ症候群の原因は調べないということで退院となった。介護力のない家庭で全介助の彼女を介護できるだろうかと一抹の不安を抱きつつも、夫の気持ちに応えたいと気を引き締めて訪問診療を開始する決心をした。そして、高齢の夫ができるのは栄養剤を注射器で彼女の口に流し込むことだけで、オムツ交換や着替え、入浴、その他の身のまわりの世話ができないと分かったのは診療開始後のことだった。

当時私は、名嘉村クリニックに訪問診療専任で勤務を始めて４年目だった。このような事例は初めてのことだった。ケアマネジャーを中心に訪問診療、訪問看護・介護、訪問薬局、デイサービスを巻き込んでケアチームを結成した。何度もケアチームが集まって知恵を出し合い、態勢を変更していった。そして最終的に、1日3回のヘルパーによるオムツ交換と身のまわりの世話、週1回のデイサービスでの入浴、週2回の訪問看護による痰吸引などの医療処置、月2回の訪問診療での健康管理、と態勢を整えた。夫は愛だけを注いでくれればいい。

在宅に戻ってから彼女は、全介助には変わりはないが、表情が良くなり、何より食事に口を開けることを嫌がらなくなった。

その後何度か誤嚥性肺炎の危機はあったが、入院することなく乗り切り平穏な日々を過ごしていた。そして夫と彼女を支える多くの仲間たちに見守られて、余命わずかと宣言されながら、1年8カ月を生ききった。

第４章
心構え、なすべきこと

医療者としての心構えを教わった症例、

認知症医療への提言をまとめました

在宅医のミッション

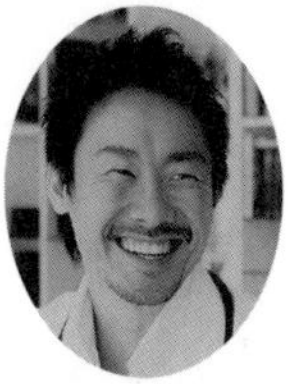

石黒　伸
医療法人アクア
アクアメディカルクリニック　医師

僕は、専門医資格もなければ学会無所属の「ただの医師免許保有者」だ。在宅医療専門と言うのが許されるのであれば、僕の専門はそれだ。認知症治療を中心とした在宅医を長年やっていると、在宅医療の本質を全く理解していない病院医や開業医によく遭遇するが、それは至極当たり前のことだ。なぜなら、彼らは在宅医療をしたことがないからだ。

最近、多職種連携や地域包括ケアというキーワードをよく耳にする。これらはあたかも流行語のごとく介護現場でよく叫ばれているが、その中心的役割を担う病院医や開業医はその本質を知らない。ましてや、認知症患者ともなると、関わりを断つがごとく「あとはケアマネとよく相談して」が病院医の決まり文句だ。

平成25年夏、S病院付属の訪問看護ステーション（訪看）から訪問診療依頼が入った。90歳女性、寝たきり認知症患者だった。老老世帯二人暮らしで、お父ちゃんが全面介護をしていた。１年ほど前から、お母ちゃんが「しんどい〜！」と叫ぶとすぐに救急車を呼び、かかりつけのS病院に運ばれるも、異常なしですぐに帰らされる、といったことが月に数度繰り返されていた。

これは、最も包括ケアが上手くいかない「病院―付属訪看―地域ケアマネ」構図である。司令塔である病院医とケアマネが顔を合わせることは皆無で、訪看も病院医の指示だけで動く。全てにおいて非効率であり、安定した療養生活は夢の話だ。

ベッドに仰向けで目をつむったまま「しんどい〜！」と叫んでいるガリガリなお母ちゃんを、初回訪問時に目の当たりにした。お薬手帳を見ると、これまでの病院医の苦悩が手に取るように分かる。僕はお父ちゃんに「何が一番困ってる?」と尋ねると、「そやなぁ~、しんどいしんどい言われたら、わしどうすることもできんのじゃよ。救急隊には迷惑かけとるわ」と。なら話は早い。「しんどい」をなくせばいい。僕は一旦お母ちゃんを車椅子に乗せ、同席していた訪看ナースとケアマネに、「このベッドに仰向けで寝てみて」と言った。二人は実際に寝てみると、想像以上のマットの硬さと背中のこもり熱が「しんどい」の一因になっていると直感したようだ。在宅医療の第一歩は、まずその患者になってみることなのだ。

彼女を一目見た瞬間、ピック系と診断。診断は1秒で終わり。その後は、コウノメソッドを活用した治療をするだけ。治療開始して数カ月後には、救急隊が逆に大丈夫ですか?とのぞきにくるほど。そんなこんなで2年半、入院することなく安定した療養生活を送ることができた。

平成28年春、僕は十年ぶりに母校・愛媛大学がある松山を訪れた。大変お世話になった恩師の教授退官パーティに出席するためだ。わずか15時間ほどの松山滞在予定としていた。パーティ後、懐かしの先輩たちと思い出話で盛り上がり、その余韻に浸りながら就寝。午前3時頃、僕の携帯電話が鳴り響いた。滅多にないお父ちゃんからの電話だ。

「先生すまんな。お母ちゃんが、息しよらんのじゃ…」

この方言でピンときた人はいるだろうか。そう伊予弁だ。この夫婦は、愛媛の今治市出身で松山にも住んでいた。僕は十年ぶりに松山を訪れ、短い滞在中にお母ちゃんは息を引き取った。僕は飛行機をキャンセルし、松山駅始発6時のJR電車に飛び乗った。

「先生が、お母ちゃんに松山の景色見せてくれたんやな。ずっと行きたい言いよったんよ」

お父ちゃんは僕の顔を見るなり、わんわん泣き出した。その横に、これまで見たことのない穏やかな表情のお母ちゃんが横たわっていた。聞くと、昨日の夕食もしっかり食べたと…。

2年近く関わってきた当院の看護師たち、ケアマネや介護士、薬剤師や管理栄養士、そしてお父ちゃん。彼らの目には涙があふれていたが笑みもあふれていた。そう、彼らの不安をできる限り排除し支えていくことこそが、僕たち在宅医のミッションであることを改めて教えてくれた。

ありのままの私でいたい

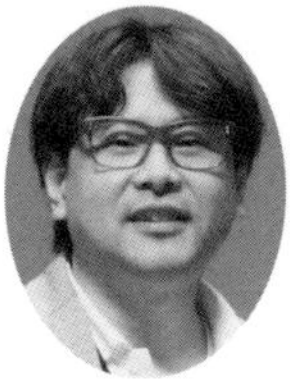

小笠原 達郎
グループホームひなた園　介護職

認知症の人は誰もが、自分の人生を通じて、人間であることの意味を周囲に問いかけています。

そのおばあちゃんは、グループホームに入居後間もなく「食事はいりません」とお皿を遠ざけるようになりました。私たちは万策を尽くしましたが、日々容態を悪化させていく本人を目の前にして、その行為の意味を理解できずにひたすら悩みました。本人とは簡単な会話はできましたが、食事を摂らない理由や動機までは教えてくれません。そしてついに主治医から胃瘻を勧められたのです。

家族の選択は「どこまでも母親の意思を尊重していきたい」というものでした。かつて延命治療の限りを尽くして亡くなった父親に対する後悔の念と、家族の手に握りしめられた母親直筆のリビング・ウィルが決意の源でした。そこには「私にもしものことがあったときは延命治療せず、ホスピスのような環境下で私のことを看取ってほしい」と綴られていました。ほどなくして母親は認知症になったのです。

私たちは悩み抜いた結果、本人が望むように服薬を全て中止し、絶食する本人の生き方を認め、過ごしたいように過ごす本人の日々を温かく見守ることにしました。その日以降、家族は毎日母親の食事を見守りに来られ、布団の中で何かと心配しがちな母親のために、ゆっくりと時間をかけて足をさすり続けたのでした。

3週間ほど経過したある日のことです。私は本人の瞳がキラキラと輝いていることに気付きました。私が挨拶すると、まるで悩みのない世界に突入したかのように微笑まれていました。やがて本人は溜息の代わりに鼻歌を歌うようになり、白髪だった本人の髪の毛がしだいに黒く染まりだしたのです。私たちは家族と「すっかり元気になりましたよね」と嬉しく語り合ったものです。すでに体重は10kg近く減っており、絶食からの再出発でしたから時間はかかりましたが、徐々に食欲も回復しました。

翌年には生まれ故郷を訪ね、念願の墓参りに行くこともできました。90歳の誕生日を迎えた本人は、やがて枯れるようにして静かに息を引き取ったのでした。あの日以来、看取りが行われる最期の日まで医療を必要とせず、家族に見守られながら安らかな眠りについたのです。

亡くなる前日に見せた本人の笑顔を私はいまも忘れることができません。人を慈しむ表情とは、きっとあのような眼差しのことを言うのでしょう。悔し涙を流した出来事さえも、いまは「幸せな生き方をした人でした」と素直に振り返ることができます。

認知症であることは、自分の生き方について判断できる能力が失われたことを意味しているのではありません。認知症だからこそ、人は自分が幸福に生きる生き方を意思表示するのだ、ということを教えてくれた方でした。

認知症の人を支えていく上で必要な心構えとは、その人が望む生き方を医療と介護の両方から支えていくことにあったのです。

思い出は残すな、記録を残せ

特別養護老人ホーム松和園　介護福祉士
三俣　喜儀

「心に残る」と同じことですが、認知症を「思い出」としてよりも「記録」として常に記憶するようにしています。認知症医療がまだまだ混沌とした現状にあり、その結果を請け負う介護現場では文学的にではなく、できるだけ科学的（臨床学的）に観て記憶することが重要不可欠であると常々思っています。

千差万別・多彩な症状を呈する認知症の人達のお世話は、時として労力だけ多くてつまらない仕事です。どんなに頑張ってみても、いずれは認知症を抱えたまま天寿まっとうで居なくなっていくのを見る（看る）だけです。「今日は、あのばあちゃん、笑ってくれたね」「食べてくれたね」という経験をいくら積み重ねても、実は認知症を理解することには繋がらないです。

例えば、理由もなく笑うということが実はピック病の症状のひとつであることを知らなければ、急に怒り出して暴言を吐く理由は分かりません。いつになくよく食べたということが、実は調子が日によって変わるレビー小体型認知症によるものだということを知らなければ、食べない理由がわかりません。だから、介護者は困惑するだけで、治療に繋げる発想ができないのです。

介護施設においては、「ここ（施設）は医療機関ではない」という言い訳で、進行する認知症が野放しにされている一方、褥瘡ができる初期の段階から注意深く対応する、発熱が続けば病院受診するということが当たり前のこととして行われています。ある意味、認知症は置き去りにされています。

何故このようになってしまったのか？答えは深刻で、「認知症を理解していないから」なのです。一般に言われる「第一選択肢＝非薬物療法」、「第二選択肢＝薬物療法」という対処が適切なのは認知症の初期段階かごく一部のことであり、症状が進行するに従い適切な薬の力を借りて進行を抑えるとか、困った周辺症状を抑えて介護負担を軽減することがどうしても必要となってきます。

認知症急増の今日、高齢者介護は適切な認知症医療抜きには到底対応できません。しかも、医者任せでは不十分であり、満足できる治療成果を得ることのできない新しいタイプの疾患なのです。医者と共に積極的に治療に関わるべきなのです。

認知症は専ら記憶障害と徘徊に象徴（アルツハイマー型認知症）されがちですが、遂行機能と社会適応能力の障害と理解すべきです。認知症は根治できないにしても、迷惑をかけながら生きるのではなく、周囲の手助けを借りながら生きる能力を回復して維持できればいいのです。遂行機能の障害は、「周囲の手助けを借りながら生きる能力」を回復することで補い、社会適応能力の障害は「迷惑をかけないように生きる能力」を回復することで補います。

社会問題と化した認知症の本質は、前頭葉・側頭葉の機能障害にあり、それを如何にサポートしていくかにあるということを、心に残る認知症の患者さんたちは語っているように思えます。

要介護者虐待そして介護者虐待も防ぎ、普通の生活ができる手立てを考えて

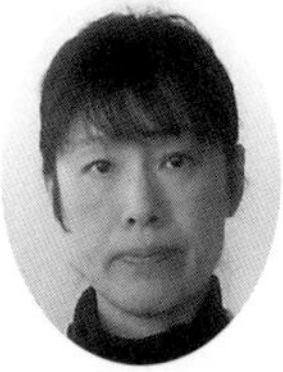

森脇 路子
豊田市役所　介護予防事業講師・保健師

看護師になり30年経つ。認知症の方は以前からみえた。

老人病院入院中の方で点滴治療はないので、足に鈴をつけ、徘徊していて病棟から鈴の音が離れていくと看護師があわてて追い駆け連れ戻した。夜は眠れるように薬を飲み、静かに寝て皆安心する。

認知症の方は家族が手を焼くと精神病院に入院し、最期まで病院で過ごすことが一般だった。入院すれば、暴力・徘徊がひどくても医師から薬が出され、

ベッド上安静となり看護しやすかった。いずれ認知症の進行で寝たきり生活となる。看護師に暴力暴言等問題行動なく、看護師もストレスはない。いまでは原則禁止11行為に入っているものもある（原則禁止11行為は厚生労働省作成、高齢者に関する「身体拘束ゼロへの手引き」に例示されている）。

身体拘束・行動制限が原則禁止とされた時期には、老人保健施設に勤務中の私は入所者につねられたり、押されて倒れたり、叩かれたり、入所者からの暴言・セクハラは日常茶飯事だった。相手は治らない病気であり、何も方法がないと思った。

現実は、介護施設・病院に入れば向精神薬服用で行動を落ち着かせ普通の生活にもどれることもあるが、施設に入ってもケアの方法だけでは行動が落ち着かず、身体拘束することもやむを得ないことがある。

最近ニュースで、施設職員による入所者への虐待問題を見聞きする。しかし、症状コントロールされず、介護者が暴言・暴力を受け困惑することがあることも知ってほしい。きっと施設でも、在宅の家族でも。

実は私は、認知症の母を15年以上在宅介護している。認知症の母も看護師である。15年間も看護師2人で当事者と介護者をしている。いま世間では認知症になると施設入所が多いため、在宅で認知症を看ていると、「看護師だからできるのね、どうして施設に入らないのか」と言われそうだ。

認知症は病状が進行すると介護施設と言われるが、症状が安定していれば、がん・難病など慢性疾患と何ら変わりはない。いまは母の症状を薬でコントロールしながら自宅で看ている。

母には度々人を傷つける暴言があり、娘はイライラ、うつ症状が出て、これでは母を憎く思い手を出してしまう。虐待を防ぐため娘は薬を飲み、精神安定させて在宅介護を続けている。

このように、施設でも在宅でも当事者の症状コントロールばかりでなく、介護者の治療も必要だ。身体拘束がだめだと思ったあの頃は、ケア・対応の方法ばかり考えていたが、認知症は治らないとあきらめず症状コントロール治療に目を向けていれば、本人も介護職員にも問題は起こらなかったかもしれない。

「接し方で何とかなると思わず、認知症が進んでも症状コントロールできる治療をすれば、他の病気のように在宅で人並みに過ごせる」ことを知ってほしい。

医師には「ケアだけでは困難です。医療で、認知症当事者そして介護者の心身の健康管理にも関心を持って治療して」いただきたい。

医師ばかりでなく医療者は、その手立てを考えていかなければならない。

＜編者プロフィール＞

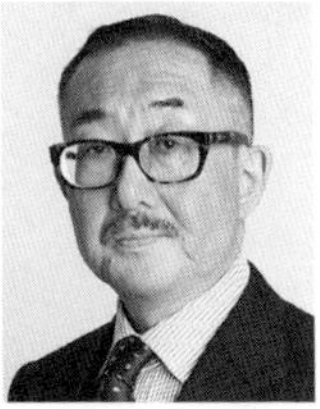

河野 和彦（こうの かずひこ）
名古屋フォレストクリニック院長

昭和57年　近畿大学医学部卒業
平成６年　名古屋大学老年科講師
平成７年　愛知県厚生連 海南病院老年科部長
平成15年　特定医療法人共和会 共和会病院老年科部長
平成21年　名古屋フォレストクリニック院長　現在に至る

認知症治療研究会副世話人代表
日本老年精神医学会指導医
日本老年医学会指導医
International Psychogeriatric Association（IPA）会員　ほか

認知症医療のスペシャリストがつづる
心に残る認知症の患者さんたち

2017年1月20日　第1刷発行

編　集　河野《こうの》 和彦《かずひこ》
発行人　宮定 久男
発行書　有限会社フジメディカル出版
大阪市北区同心２－４－17 サンワビル　〒530-0035
TEL 06-6351-0899 / FAX 06-6242-4480
http://www.fuji-medical.jp
印刷所　奥村印刷株式会社

ISBN978-4-86270-160-2